正病交爭、藏象學說、補益氣血、方劑調理……
中醫藥結合西醫手術化療，十大癌症的「治本」新療法！

中西醫抗癌全攻略

許錦
王米渠教授 合著

十大癌症如何從「根本」上治療？

提高存活率、中藥調理、補益脾腎、保健知識……
傳統中醫與現代醫學的結合，解析癌症綜合新療法！

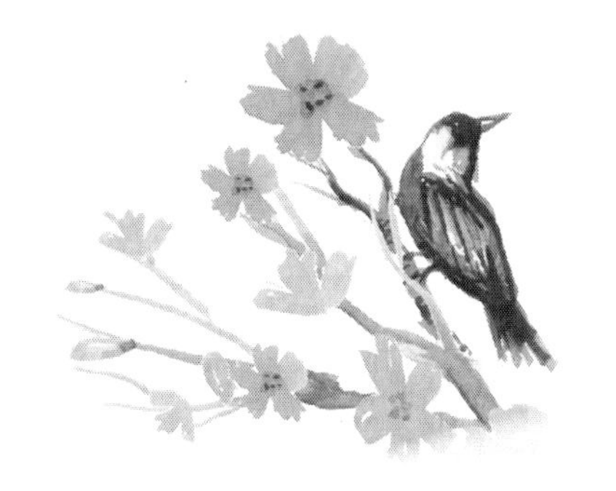

目錄

前言　中醫概念導讀

第一章　肺癌

第二章　大腸癌

第三章　乳癌

第四章　胃癌

第五章　鼻咽癌

第六章　肝癌

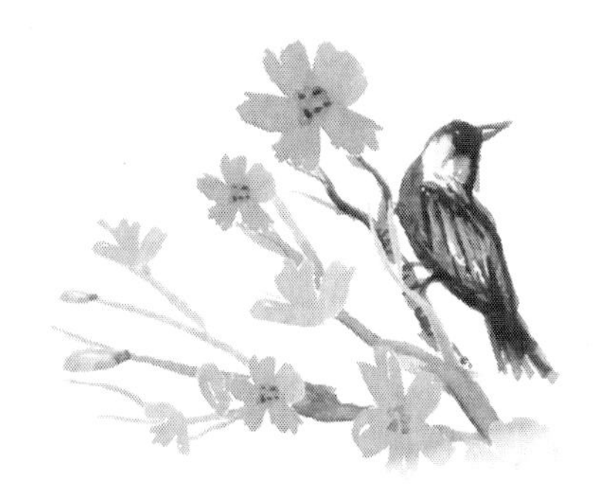

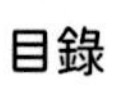

目錄

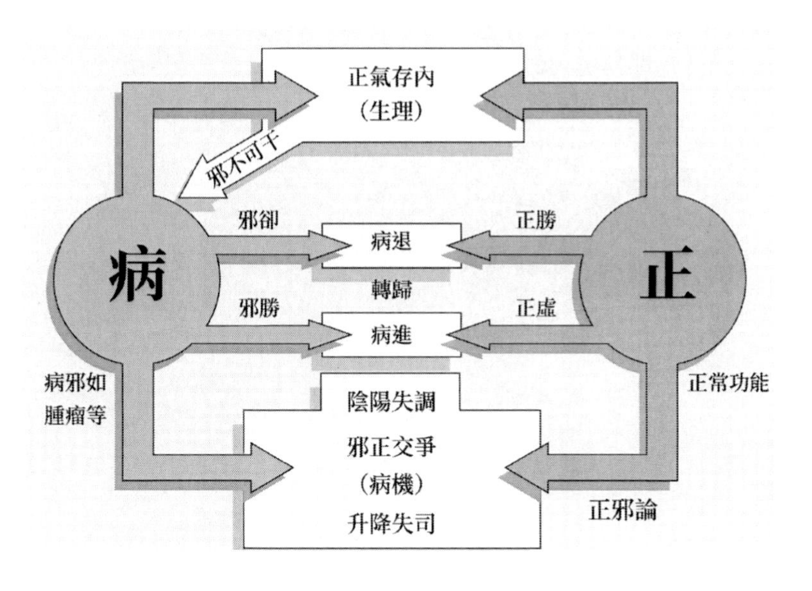

圖 3. 正病交爭

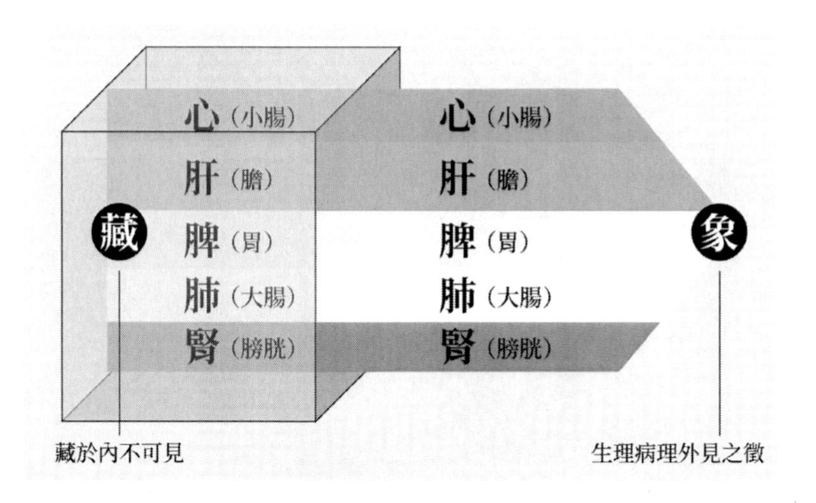

圖 4. 藏象會意

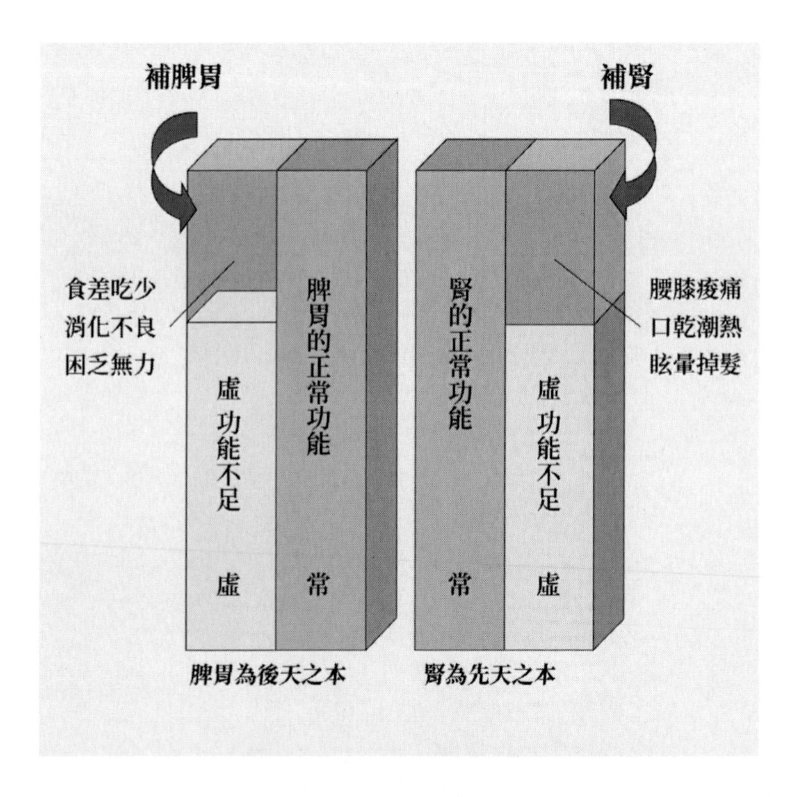

圖 5. 補脾胃和補腎

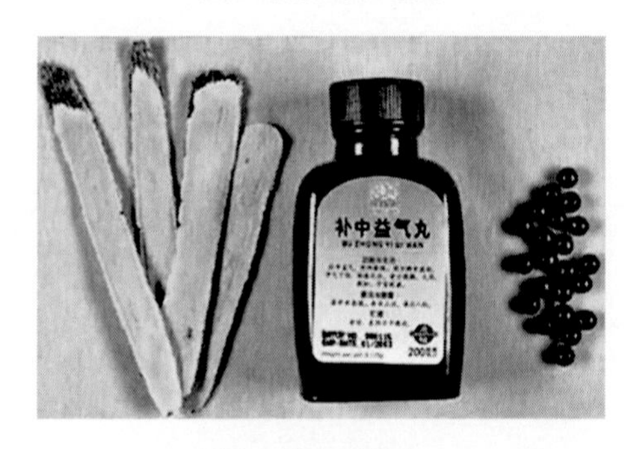

圖 6 補中益氣丸

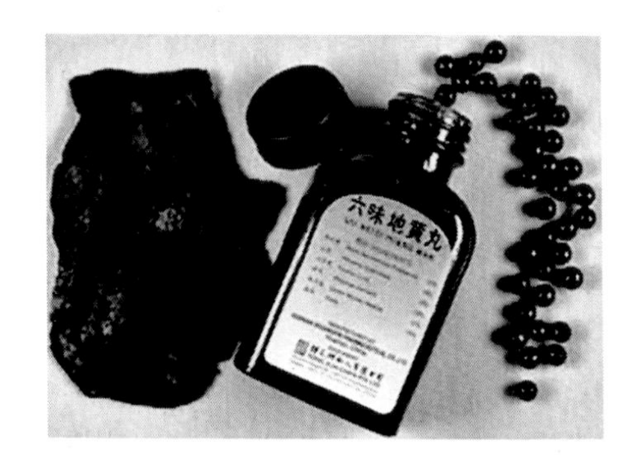

圖 7 六味地黃丸

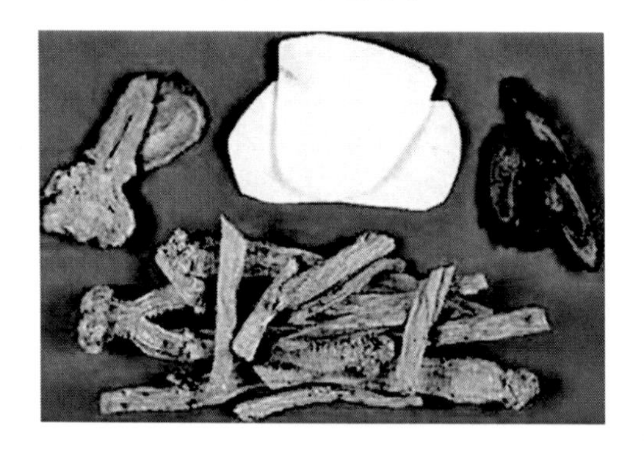

圖 9 四君子湯

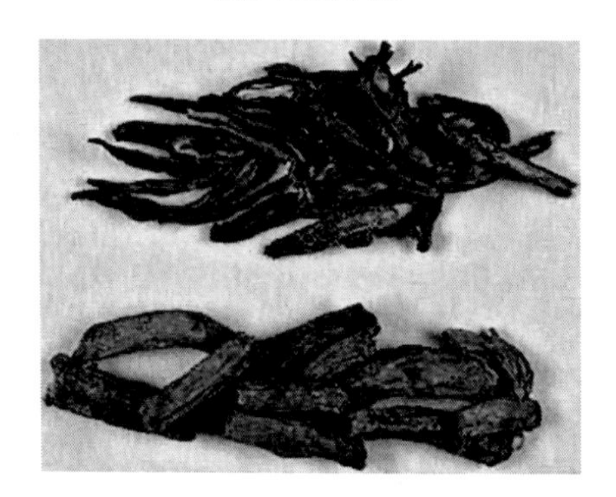

圖 10 丹蔘

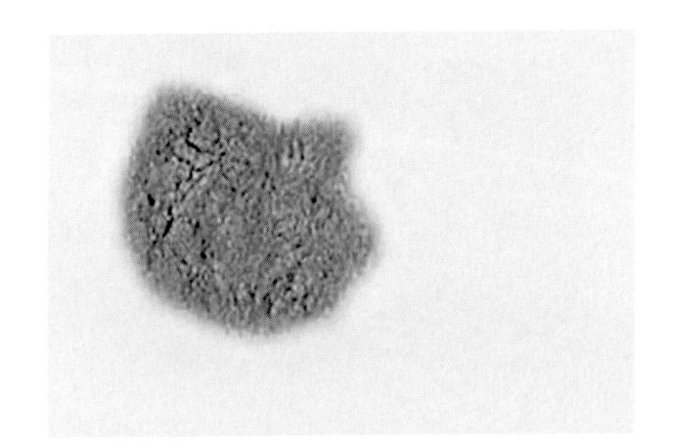

圖 11 三七粉

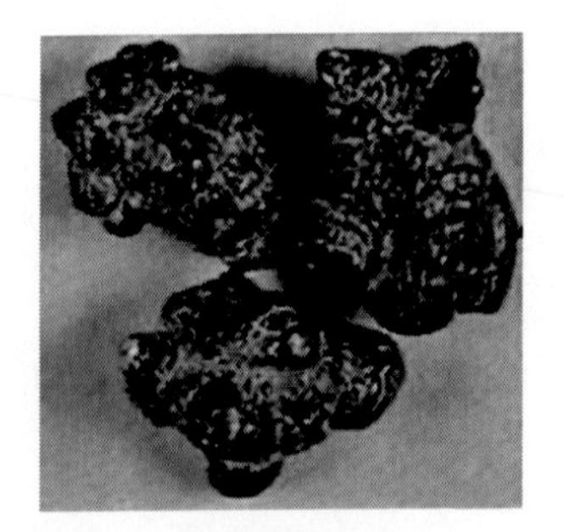

圖 12 三七

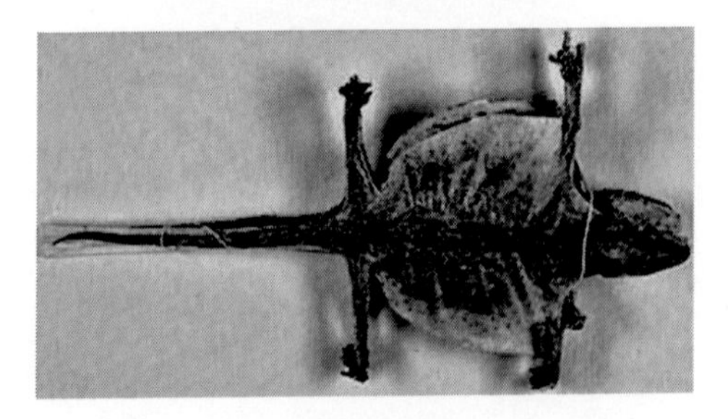

圖 14 蛤蚧

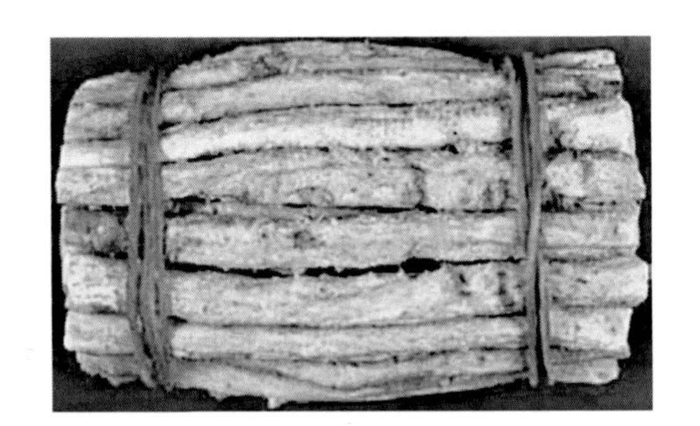

圖 15 沙參

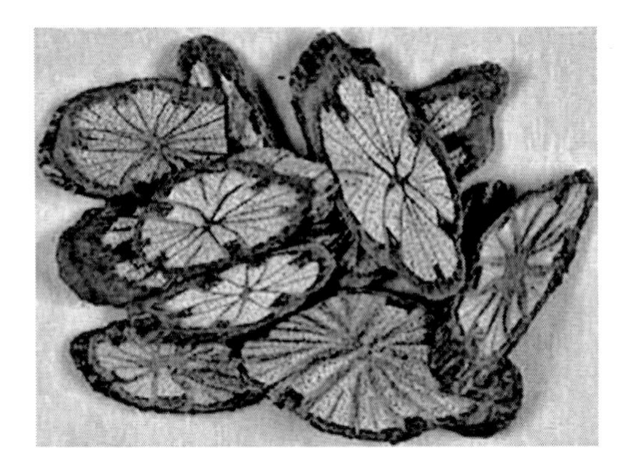

圖 17 雞血藤

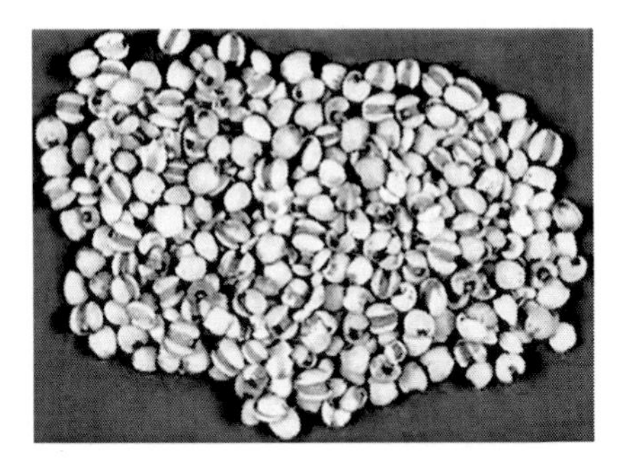

圖 18 薏仁

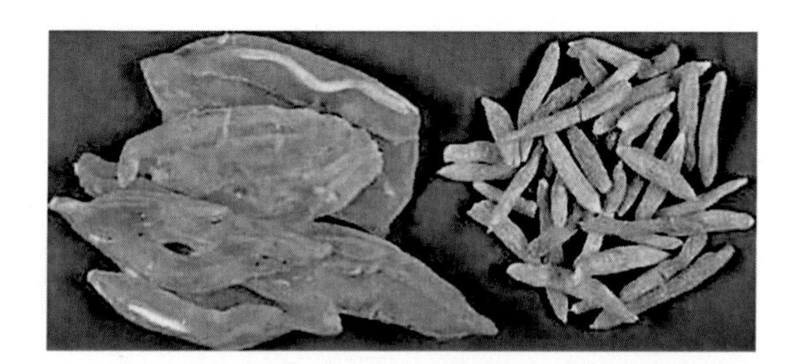

圖 19 天冬與麥冬

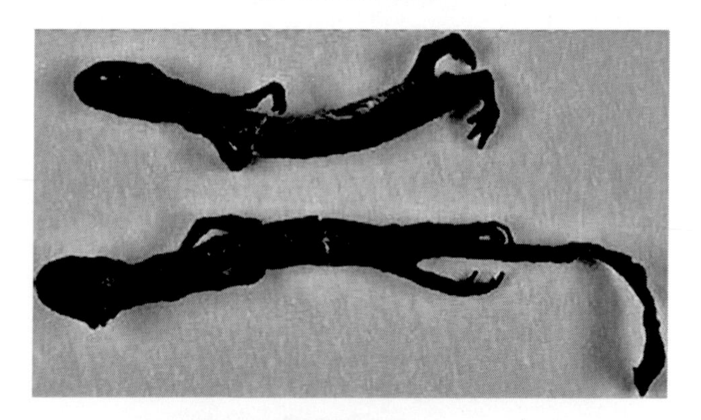

圖 20 娃娃魚

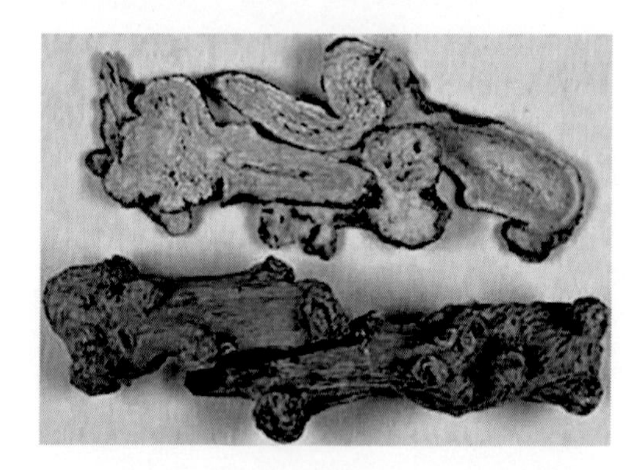

圖 21 白朮

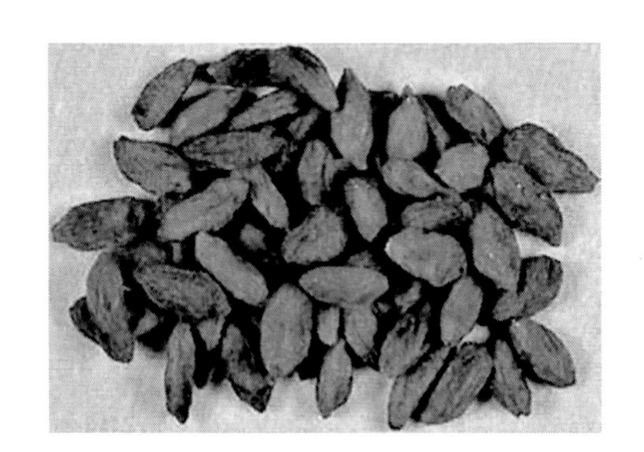

圖 23 枸杞

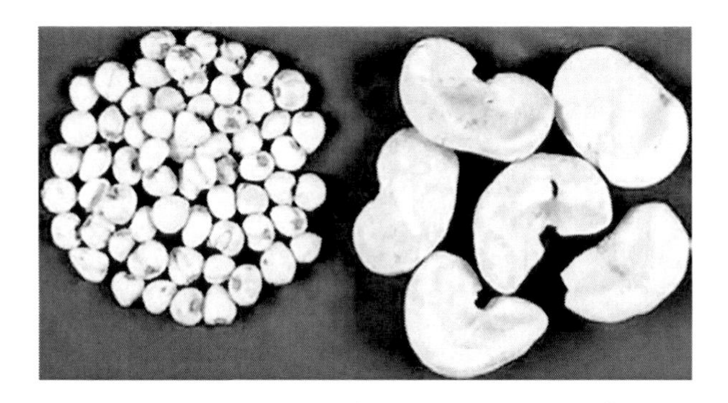

圖 24 川貝與浙貝母

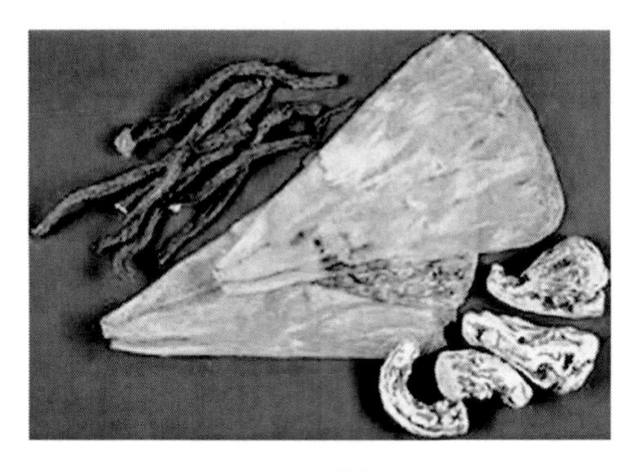

圖 25 當歸

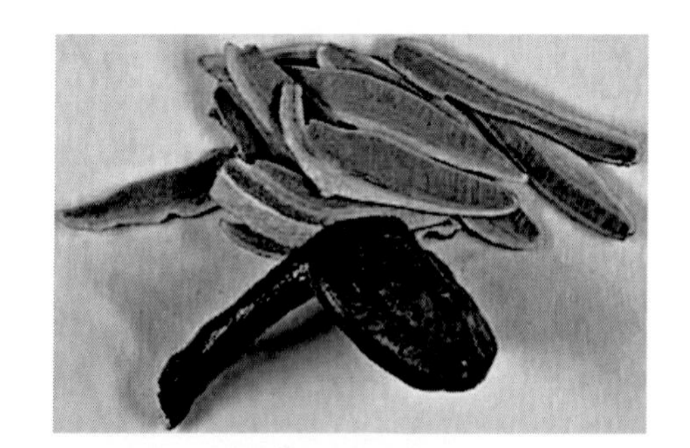

圖 26 靈芝

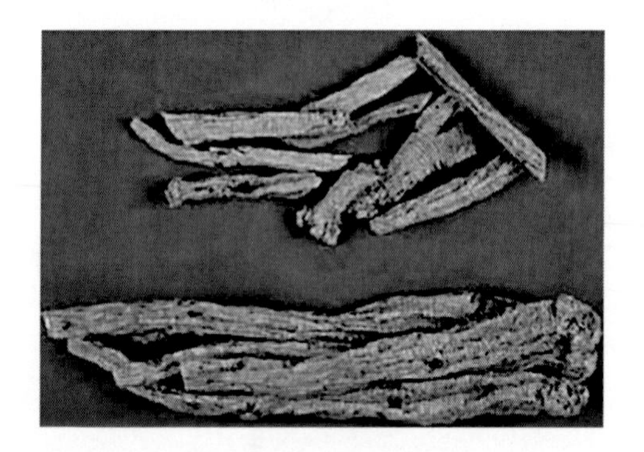

圖 27 黨參

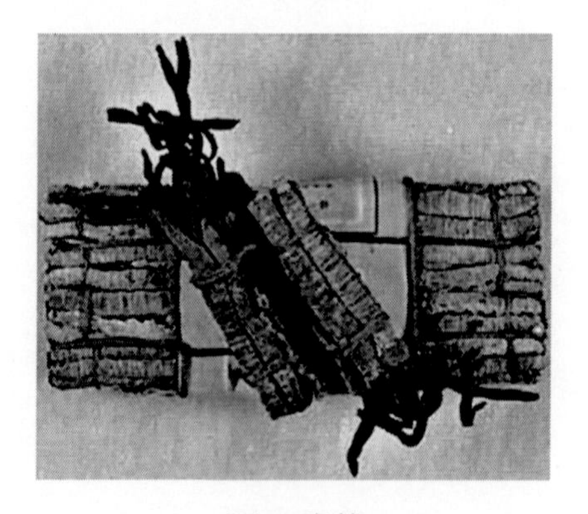

圖 28 蟲草

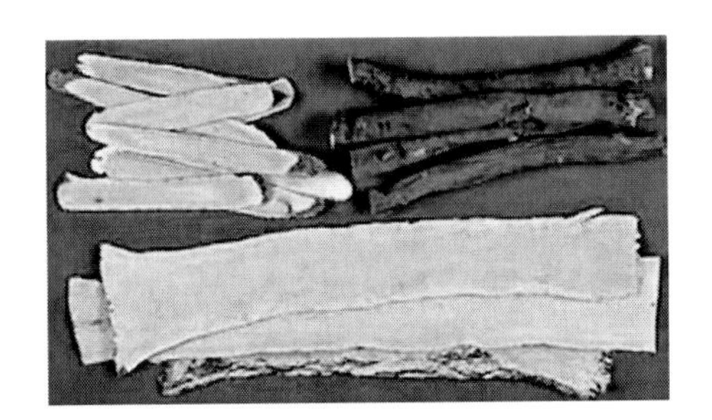

圖 29 黃耆

前言　中醫概念導讀

中醫學是一門特殊的醫學知識體系，它在保健和治療中有確實的效果。在癌症的手術治療、放射治療和化學治療中，配合中醫中藥治療能明顯地增效、減毒，提高生活品質和存活率。但中醫學誕生於兩千年前的中國古代，其醫治方法、概念和術語，均與現代有較大的差異，不易為人們理解與掌握。為了幫助非中醫專業的人士及患者家屬理解，特別設計了一套圖譜，以利於人們理解中醫的正氣與病氣（邪氣）、藏象及補益脾腎、氣血及瘀血、方劑及君藥、常見劑型以及生活品質和存活率等概念，為腫瘤的手術、放射治療、化學治療的中醫配合進行引導。

1. 正氣與病氣

中醫的正氣是人體的生機狀態和正常功能的總概；病氣，中醫常稱邪氣，為致病因素侵犯人體及其異常的功能表現，例如吹了冷風而流鼻水及咳嗽，這叫風寒病邪。正氣，主要指體質的強弱、抗病能力的大小、病後能自我康復的潛能等，包括現代所謂的免疫功能等概念。病（邪）氣表現為疾病狀態，已傷及人體對疾病的抵抗能力和康復能力，包括免疫功能低下、病理改變的形成等內容。如像腫瘤中已形成的癌塊（圖 1. 擴散的癌腫），就可以視為一種典型的病邪表現，它是「邪實」實實在在地存在著。當癌細胞失控、異常的增長，形成痰濁與瘀血交織可表現為癌腫（圖 2. 口腔內癌腫），已是有形態的病「邪」，中醫叫做「邪氣盛則實」，它嚴重地影響到人體的正常生理活動，大幅度降低了人的體質、抗病力和免疫能力，此時中醫稱「精（正）氣奪（被剝奪）則虛。」（《素問．通評虛實論》）。

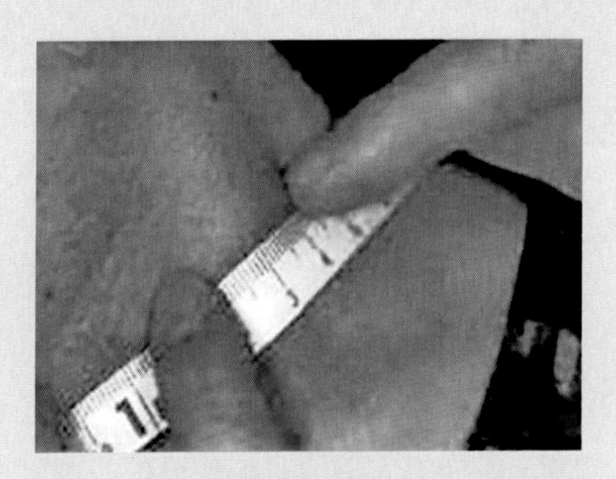

圖 1. 擴散的癌腫

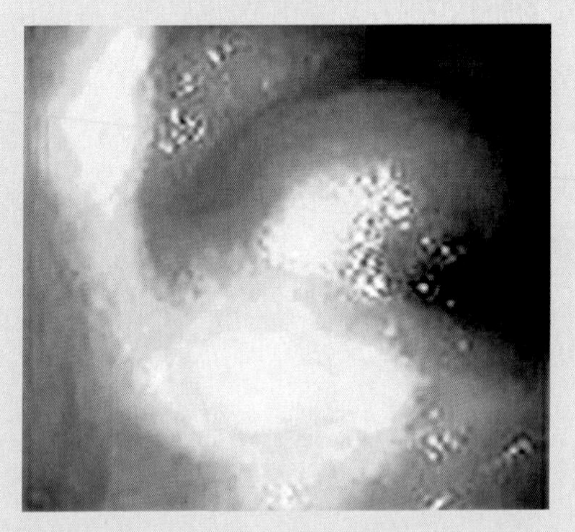

圖 2. 口腔內癌腫

在日常活動和疾病康復過程中，正氣總是與病（邪）氣相互鬥爭病進退發展。若正氣增強則病邪退卻（圖 3. 正病交爭），可表現為癌塊被控制，甚至縮小，疼痛緩減，食慾、睡眠增加，精神增加，是正氣勝病氣的表現，以致逐漸戰勝腫瘤。而相反，則病邪增加，正氣消退，功能障礙逐漸加重，可表現為病症增加，癌塊增大，喪失功能。病邪盛之極，可致人以命，即正氣亡絕。

病邪實而正氣虛是多數癌症患者的基本狀況，中醫在癌症調治過程中，總是著眼於扶持正氣，見圖 3 正病交爭。如果說癌症的手術切除、放射治療、化學藥物等治療為直接清除和殺滅癌細胞，這種作用理解為去病除邪的話，那麼中醫治療的主要作用則在於「扶正」。即增強患者的體質，增加抗病能力和提高免疫功能，幫助其自我康復能力，促進基本活動的恢復，並減輕或消除手術以及化療的負面副作用，提高腫瘤患者的中長期存活率。換句話說，在癌症治療中，中醫藥主要在於扶正補益，著眼於治本；西醫手術放射、化學治療著重於祛邪，目標在於清除病灶，若兩者配合，各發揮自己的優勢，那麼療效就更好、更全面。這種中西合璧的治療方式，也為大量的臨床實踐和科學實驗所證明：中西醫結合治療癌症的效果均優於單純的西醫治療或單純的中醫治療。

2. 藏象及補益脾腎

中醫指的心、肝、脾、肺、腎是藏象學說的五臟，雖然它與這些臟器相關，但不能等同於現代醫學的臟器器官。正如「心理學」的「心」字，雖然與醫學上心臟的「心」字是同一個「心」字，但它並不是指發揮泵血功能的實體心臟，而是指知覺、記憶、思維和情緒等心理精神活動的學問。藏象學說之藏，指人體內臟之藏，它居於內不可見，但有功能之「象」，指現象、表象和形象流露於外，而中醫所關切、研究、總結的重點是這些功能之「象」，可以認為「象」是生命與疾病表現的「資訊」，中醫這種診療方法類似於現代「黑箱理論」(圖 4 右)。

藏象學說係古代醫學家以心、肝、脾、肺、腎等五個臟器器官命名的一套功能類別，可以理解為中醫的五個資訊系統，五臟依次配小腸、膽、胃、大腸、膀胱等六腑(圖 4. 藏象會意)，亦主要指功能系統的配合。五臟六腑這些粗略的解剖在二千多年前中醫理論形成時已具大體。而現代醫學亦沿用了這些名詞至今，但是卻不能等同西醫臟器的涵義，這些臟器在中醫學中是特定的功能系統概念。如藏象學說的肺系統，雖有現代醫學肺臟的呼吸功能及肺癌等肺部疾病的相似內容，但是它還有「肺朝百脈」、「肺主治節」，即能助心行血（循環）、助心調神（心理）、通調水道（水腫）等方面的功能。所以中醫講的五臟六腑，既有與西醫相近的涵義，更應注意其不同的內容。

在癌症的中醫配合治療中，脾胃系統和腎（膀胱）系統尤為重要，因為「脾胃為後天（營養養育）之本」、「腎為先天（基本物質與本能活動）之本」。在癌症發展過程中，脾胃和腎的功能系統普遍受到嚴重的損傷，加之手術、放射、化學治療的負面副作用，這意味著癌症患者都存在著脾虛和腎虛的種種功能不足的表現，均需要不同程度的補脾胃和補腎（圖 5. 補脾胃和補腎）。

如果簡單的狹義理解，補脾胃可以以恢復消化功能為中心的一系列營養性的補益，諸如飲食減少，噁心嘔吐，消化不良，腹瀉，血便，胃痛痞滿，睏倦乏力，頭髮變白，面無血色，語言能力下降，紅、白血球下降，免疫功能降低等。當然，中醫的脾胃系統定義較西醫的消化系統更為廣泛，上述症候已涉及到血液循環系統，神經內分泌系統，免疫系統等。補益脾胃可以黃耆（即北芪，圖左）為主藥的補中益氣丸（湯）（圖 6）作為代表方劑。

補腎則是指恢復人的基本（本能）功能和補充人所需要的基本物質，故它的涵義更為廣泛。臨床可見眩暈神昏，口舌乾燥，心煩失眠，腰痠背痛，氣短乏力，水腫氣喘，陽萎遺精，月經紊亂，生育能力降低或喪失，未老先衰等症狀。補腎的著名方劑為六味地黃丸（治腎陰虛，圖 7）和腎氣丸（治腎陽虛）。當然腎虛與脾胃的症狀不能截然分明，尤其是功能不足，補益腎氣和補脾胃均以恢復人的正常功能為基本目的。

3. 氣血及瘀血

氣與血是中醫又一對常用的概念。癌症體質本虛不足、腫瘤本虛標實，本虛中往往包括氣虛、血虛和氣血兩虛，故在癌症調治中、在手術、放化療之時，均常用補益氣血的方法。

中醫血的概念與現代醫學接近，較易理解，血主要集中於行於脈中、環注於周身的，富於營養和滋潤的紅色液體，它是構成機體和維持生命活動的一種基本物質。補血代表方劑為四物湯，它由熟地黃、當歸、白芍和川芎四種養血的藥物所組成。其方中熟地黃 (圖 8) 味甘甜，性微溫，質濃柔潤，長於滋陰養血，為主要藥物 (君藥)；當歸補血養血，和血調經，為輔助藥物；再配合白芍養血和營；川芎調暢氣血。四種藥物協和配製，功效能養血活血，使氣血調和，因於血虛不足者，可補血益血；由血瘀而血行不暢者，也有一定的行血活血之力，而為癌症補血行血的常用方劑。

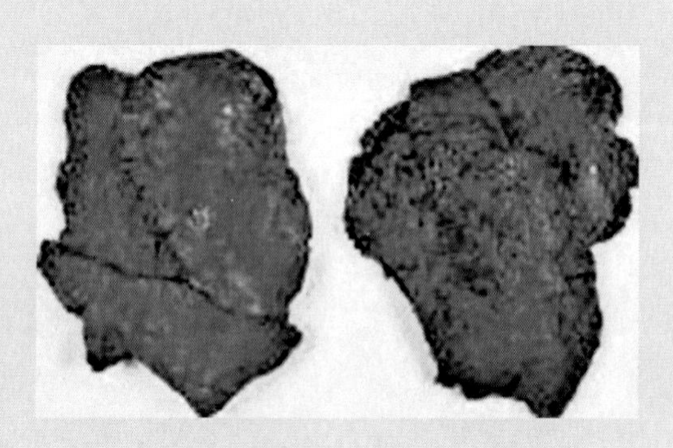

圖 8 熟地黃

中醫的氣涵義廣泛而複雜，可將氣理解為極其細微的物質，處於不斷運動的狀態。氣作為廣泛充行於全身的基本物質，表現出各種功能狀態，是維持生命活動的基礎。氣在體內表現為推動作用、溫暖作用、防禦作用、固攝作用、氣化（物質轉化）作用和營養作用等多種多樣。就癌症患者而論，正氣虛、氣不足、氣的各種功能表現低下是普遍的現象，故常用補氣之法。而且針對癌症的手術、放療和化療之負面副作用，其皆會傷氣，都必須補氣益氣。

補氣的代表方為四君子湯（圖 9），它的方名的意義是此方由四種功效如謙謙君子一樣的草藥所組成，這四位「君子」是：人蔘（9 下），味甘性溫，大補元氣，益脾胃之氣，在方中作用像君王一樣，有著主導的作用，是「君藥」；白朮（9 右），味苦性溫，健脾除溼，增強人蔘益氣運氣之力，為輔助藥物；茯苓（9 上），味淡性平，味苦性溫，健脾滲溼，輔助人蔘白朮補氣除溼；炙甘草 (9 左)，味甘甜，性微溫，益氣和胃，調和諸藥，使四種藥物協和可口，共奏益氣健脾之功效。

另外，在癌症防治過程中特別要強調的是瘀血及活血化瘀的治療，所謂瘀血，是指離經 (脫離正常循行) 或不暢之血，異常滯留於體內而為患，又稱蓄血、惡血、死血、乾血、賊血等。在腫瘤中要強調二點，其一是癌塊是惡性增殖的產物 (圖 1)，本身包括極大的瘀血成分；其二，舌質黯淡，如青紫色等是嚴重瘀血的典型表現，其腫瘤的治療、發展和預後都有惡性質，必須切實留意。若用活血化瘀的丹蔘 (圖 10)、田七 (圖 12) 等中藥治療，則可有獨到的療效。據目前的研究結果，丹蔘的活血化瘀等作用對肺癌、肝癌、子宮頸癌、白血病等 13 種腫瘤有一定的效果。

4. 方劑及常見劑型

中醫調理和治療疾病最常見的劑型為：湯劑（煎湯）、散劑（藥粉）、藥膳（煲湯等）和膏劑（煎蜂蜜膏）等四種常見的形式（圖 13，常用劑型）。本著癌症的調治也主要指這幾類方法，簡介如下。

(1) 湯劑，是中草藥最普遍的形式，即藥草用火煎水成湯，故又稱煎劑。煎藥最好用砂鍋（圖 13 右上），其他鍋亦可。一般煮藥先放草藥於砂鍋中，用冷水稍泡一下，水不必過多，通常以冷水沒過藥物少許即可，先用大火煎開，然後以小火煎煮 20 至 45 分鐘即可。還應翻動藥渣再煎 1 至 2 次，煎好後將湯水倒出，再加冷水沒過藥渣再煎如前步驟。如果想省時間，在等待藥湯冷卻及飲藥的同時就可煎出第二煎，待需服藥時即可服用，或溫熱湯再服用。湯劑其力較急、作用力強，手術前後三天和放射治療的同時最好每天一劑，每天服 2 至 3 次。手術康復期及化學治療期間可 2 至 3 天服一劑，早晚服用為宜。

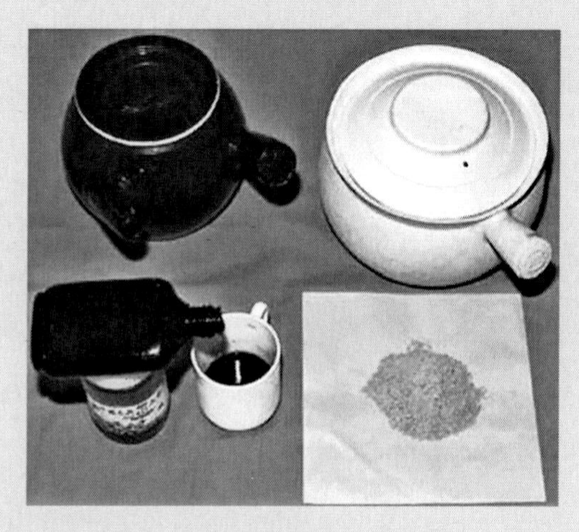

圖 13 常用劑型

(2) 散劑，即為藥粉（圖 13 左下），事前由醫院或藥店將配方的多種藥物磨成細粉，用時方便，每次服一小勺或一小包，約 5 至 10 克，早晚開水沖服即可，當然也可將藥粉調於白開水，或蜂蜜水中，一併服用。目前有一種叫科學中藥，是中藥煎湯後製成的一種散狀沖劑，即沖開水服用，十分方便，健保給付中藥多為此種。

(3) 藥膳，是食物烹調中加入中草藥，將中草藥治療疾病、補益身體的作用寄於日常飲食之中。藥膳的方式多種多樣，如煲湯、蒸煮、炒菜、涼拌和煮粥等。藥膳湯（圖 13 左上）是最常用、最簡便的，燉湯的原料也廣泛，如烏骨雞、瘦肉、排骨、豬腳、鴨肉、鱉和墨魚等均可，一般一小包中藥能燉 1 至 3 斤肉，一家人用藥膳可多點。通常可將藥物與食物同時下鍋，燉 45 至 100 分鐘即可，主要在飲湯，其中一些藥材可嚼爛，能嚼爛者一般可以服用。

(4) 膏劑，是將藥物用水或植物油煎熬去渣，濃縮而成，故又稱煎膏劑。癌症主要用蜜膏（圖 13 右下），方法是將中藥配方 5 至 10 劑，用大鍋將全部藥物同時下鍋，加水煎煮，再翻渣 1 次，去渣後將 2 次煎熬的湯合在一起加熱，將水分蒸發一些，濃縮到一定的稠度時，按 1：1 加入蜂蜜，加溫並攪拌，最後收水為濃稠的蜜膏即成。每次服蜜膏一勺，約 10 至 15 克，每天 2 至 3 次（早、中、晚或早、晚各一），通常一料（5 至 10 劑）可服 20 至 60 天，使用於長期與癌症的抗爭。

5. 生活品質和存活率

美國耗費巨大物力、人力的腫瘤計劃失敗，也否定了經典的癌症治癒概念。對腫瘤幾乎必須殺滅，或清除最後一個癌細胞才算，為此人們曾追求擴大根治手術、強化或衝擊式的化療、根治性的放療，而往往事與願違，縮短了壽命。迄今為止，上述種種根治所能達到的最高療效也僅僅是有限的臨床治癒，但癌症的復發和轉移仍難以解決，而且患者手術放化療後普遍出現生活品質降低，甚至因不能耐受治療而死亡，於是當今關於癌症療效評價標準有新的看法。

目前的科技發展水準要達到體內完全消滅癌細胞幾乎不可能，有研究指出即使殺死99.9%，剩下的卻十分頑強，一定條件下可瘋狂地增生而復發，此時人體已不能支撐下去；中醫認為正氣嚴重地受到摧殘，其生活品質十分低下，甚至導致肢體殘缺而悲慘地死亡。因而在今天癌症患者的生活品質問題就特別被提了出來，寧可帶瘤（癌）生存，改善生活的品質，減少病痛不適，提高患者存活率。而這應該從癌症患者的軀體功能、主觀感受、自覺症狀、存活時間等各方面的情況來評價癌症的生活品質。這是目前癌症防治發展的新動向，符合當今實際情況，也保護了癌症患者的根本利益。

中醫中藥在直接殺滅癌細胞方面遠遠不如化療、放療，更沒有手術切除腫瘤癌塊的直接效果，但是在提高患者的存活率，改善生活品質上卻有獨到之處。中醫治療癌症的特點是透過扶持人的正氣，穩定瘤體，恢復其功能，改善症狀，減輕病痛，來達到「帶瘤生存」的效果。就是說瘤體縮小並不明顯，但延長了患者壽命；癌細胞雖然存在，卻改善了疾病痛苦。癌症患者也不願意選擇那些雖能迅速殺滅癌細胞、短期內明顯縮小瘤體，但又很快復發，十分痛苦，存活期反而縮減的治療方法。有人以晚期肺癌為例，選擇中醫辨證論治者，相當多的患者明顯受益，在飲食睡眠、疼痛處、咳喘痰飲、生存時間等方面均優於非中藥治療的對照組。本著作中10 種常見的癌症都作過不少類似的臨床觀察，有興趣者可仔細閱讀。

中醫中藥在與放療、化療和手術治療配合中，明顯提高癌症患者的生活品質和存活率。從短期療效觀察可見，減少毒性作用，減輕副作用；從長期療效觀察可見，減少了復發率，提高了存活率。儘管在臺灣、新加坡、香港等地中醫中藥的法定地位尚沒有完全確定，實際上在華人社會中所有的癌症患者幾乎都不同程度地用過中藥，尤其是補益藥物。與其零零散散、不自覺、盲目地用中藥，不如掌握一些中醫的基本知識和常用中藥的常識，這是本書導讀引導的原由。進而可深入了解本書簡介的肺癌、大腸癌、乳癌、胃癌、鼻咽癌、肝癌、子宮頸癌、卵巢癌、惡性淋巴瘤和食道癌等各種癌症分別進行的放射治療、化學治療、手術治療的名方、效方、驗方、處方，並介紹其臨床和實驗的科學研究的背景，供讀者參考和選擇。

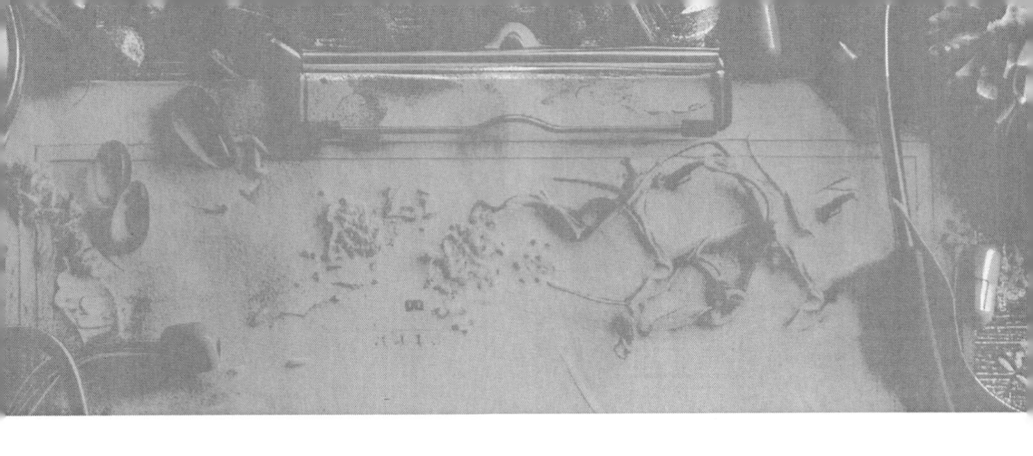

第一章　肺癌

肺癌是原發性支氣管肺癌的簡稱，是指起於支氣管上皮，或肺泡上皮的惡性腫瘤。惡性腫瘤中，其發生率在歐美等先進國家中往往占男性的第一位、女性的第二位，在臺灣則是十大癌症的第二位。有大量研究針對肺癌的手術、放療和化療中配合中醫藥輔助治療，中西醫結合能明顯的增加治療效果，減輕不良副作用，提高肺癌患者的生活品質、延長存活率。醫患都應注意及早地、適時地配合使用中醫藥，包括食療，進行防治肺癌。

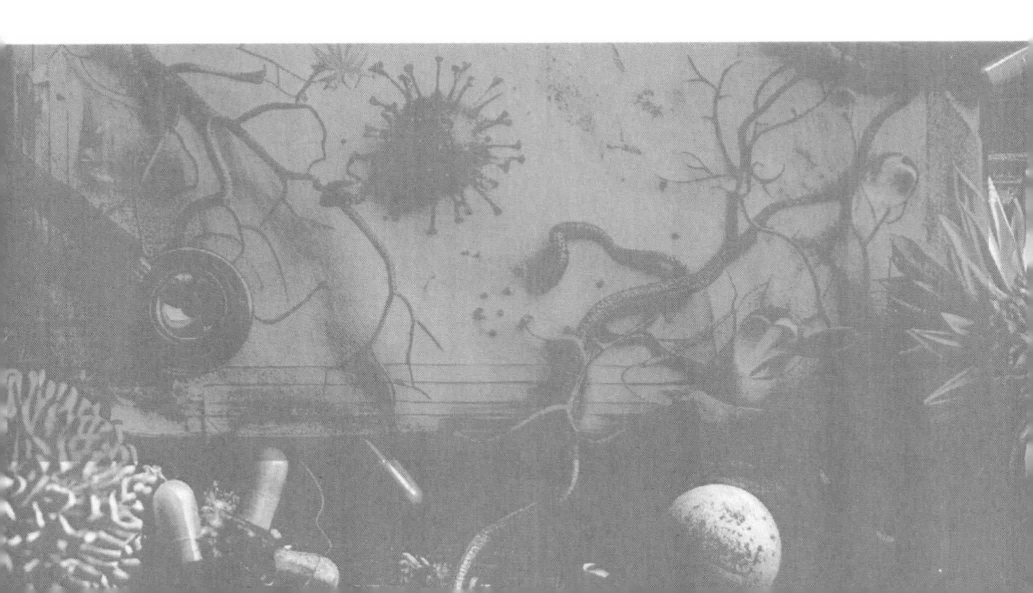

1. 自我保健知識

1.1 中醫保健治療肺癌概說

以中西醫結合來治療肺癌，它有效地提高了肺癌的療效水準，取得了不少的研究成果。肺癌確診後，對其早、中期首先考慮手術切除，再酌情放射治療。若已有轉移，不宜於術療、放療者，選用化療。在這三種治療的各個過程裡中醫都有扶正(增強體質、提高免疫能力等)的優點，輔助西醫在術前中藥調理，術後的中醫中藥康復，在放療、化療的整個過程中配合中醫治療能增效減毒，減少痛苦，提高短期療效和提升長期的存活率等方面都有良好的作用。中醫辨證論治有較高門檻的原則性與較高的靈活性，難於一時掌握，但手術、放療的處方與食療則不難，尤其是選用常見黃耆、丹蔘、沙參、黃精、百合、麥冬、枸杞等藥性和平藥物，又具有較高補益性，則易於非中醫專業人士所掌握，用於自己或病人之肺癌康復。

1.2 肺癌的手術前後驗方

除小細胞癌外，外科手術是肺癌的首選治療方法，因為肺葉切除能得到和全肺切除同樣的存活率。中醫看來肺癌亦屬本虛（體質等）標實（癌腫等），之所以發生肺癌，首先是肺腎氣虛的背景，而手術切除肺癌病灶，亦必再傷肺氣，故總宜補肺氣之本，同時要兼顧手術後的瘀血為患。

1.2.1 肺手術方

對於肺癌患者，不論等待手術，或已作手術治療者，均宜可以黃耆 30 克、玄參 24 克、沙參 15 克等補益肺氣兼滋養肺陰，再配合養血活血的藥物，組成肺手術處方，全面地兼顧手術治療過程中的各個方面。使患者手術治療的基礎體質加強，以於順利地進行手術，便於手術後的康復。肺手術處方服用方法有三種，首先是煎為湯劑，以水淹過藥渣，煎開後半小時即可，翻渣二次，手術前後三天可每日一劑，每天三次，以後可二天一劑，早晚服用。第二種是簡便粉劑，每次一包約 10 克早晚沖服白開水即可，當然將藥粉調到白開水或蜂蜜水中一併飲用亦可。另一種是燉湯為藥膳，可燉鴨、雞、瘦肉、排骨等每次 500-1,500 克均可，在手術前、後可 1-2 天一包，主要飲湯，可分次服用，以後可一週 2-3 次。

1.2.2 肺癌三療方

對於肺氣虛甚、腎氣亦虛者，對於手術後難於康復的患者，對於服上述方效果不明顯者，或者想換一種食療口味者，可選擇肺三療方。三療指手術、放療、化療三種治療方式。此方以蛤蚧一對（圖 14）再配伍，加入引入肺經的藥物。

蛤蚧補益力甚強，它的用法很特殊，傳統上以雄（名蛤）雌（名蚧）一對配合用，其補力更好，而且藥物應選擇尾部完整的一對。蛤蚧「補肺潤腎，治氣虛血竭」（《本草備要》）。肺三療方若選用豬肺，以肺補肺的則治療康復效果亦佳。

1.3 肺癌放療處方

不宜手術治療肺癌者，可選用放射治療;或者在手術前、後為提高療效配合放療；在術前放射治療，亦能提高肺癌的切除率及治癒率；在放療時同步配合中藥，有明顯增效減毒作用。放療俗稱「電療」是一種熱邪、火邪易於傷陰傷血、傷津傷液，在整個放療過程中都必須補陰以益腎，潤肺以生津，可減輕及消除口乾、咽燥、煩渴、便祕等放療的不良副作用，以使放療順利完成，促進放療後血象的恢復。

「肺放療方」中重用北沙參（圖 15）30 克，以玄參、南沙參、麥冬等藥物配合，形成一組藥物，每藥 10-15 克，並用引入肺經的引經藥物，達到養陰清肺，益氣生津，增液通便，潤燥除煩的綜合作用。此方於多地都有臨床試驗。肺放療方同前肺手術方既可煎湯、燉肉，又可用沖劑，方法同前肺手術方。

1.4　肺癌化療處方

肺癌中部分不適合手術和放射治療者，才用化療以緩解症狀，尤其是晚期非小細胞與小細胞肺癌，選用化學藥物治療再配合中藥治療，對出現咳嗽痰血，發熱氣急，食慾不振，神疲口乾，盜汗自汗，心悸氣短等肺癌晚期症狀及化療以後常見症狀有一定改善作用。

肺癌化療以後耗血傷陰，損及脾肺，宜選用黃精 24 克、川貝 10 克、麥冬 15 克等組成「肺化療方」，以補益肺氣，滋潤肺陰，以扶正培本為主，兼攻癌祛邪，以治療後期肺癌。為減輕痛苦，緩和症狀，延長壽命造成顯著的作用。其「肺化療方」服法同前。

1.5　肺癌驗方說明

1.5.1　素食藥膳

作為素食者，可以不燉肉葷湯，而燉用素湯。方法：一是將「肺手術方」肺化療方直接放入葛根、蓮藕、白蘿蔔、蕃薯、冬瓜、南瓜等蔬菜煮素湯。二是用上述先作湯煎，每副煎三次，即翻渣 2 次，以充分出藥味，將三次煎的湯合在一起，再與素菜同煮湯。另外，亦可只用處方煎湯服用，或直接用散劑（藥粉）沖開水即可，因為以上肺癌方，除蛤蚧外都是植物性藥物，沒有動物性藥物。

1.5.2 飲食忌宜

飲食忌宜應有講究，不宜食過辣、過燥、過辛、過酸、過麻等食品，尤禁菸酒。手術治療大傷氣血，宜多食白梨、白菜、銀耳、蘑菇等；放療傷肺陰，宜滋潤多汁的食品，如荸薺、苦瓜、菠菜、西瓜、山竹等；化療則傷肺胃之氣，宜吃香菇、白木耳、銀耳、蘋果等蔬果。

1.5.3 綜合調理

肺癌病人也應綜合診治。心理調適方面上，要克服悲傷憂鬱，坦然面對人生，頑強生活。可以的話應練氣功、靜坐、太極拳、八段綿等傳統養生方法，亦可選擇體操、游泳、散步等運動方式，進行和緩的身體鍛練。配合中醫處方及藥膳，要講究綜合調理效果才理想。

2. 科學研究背景

2.1 中醫對於肺癌長期存活率的優勢

肺癌，特別是中晚期肺癌，對肺瘤實體的完全殺滅實際已是十分困難。目前判斷實體瘤的有效率標準是 CR 加 PR，但應考慮到這個標準是建立在對腫瘤殺傷基礎上的。隨著臨床實踐及基礎研究的深入，人們逐漸了解，癌變過程特點是調控失常，過分地殺傷癌細胞會損害機體的正常反應本能，致使本已失衡的機體調控作用愈行惡化。所以有效的治療並不需要腫瘤完全消退，而在提高生活品質和存活率，這樣中醫藥的優勢便更展現出來 [陳志峰等，中國中西結合雜誌 1996（6）：368]。

腫瘤研究所研究者收集肺癌論文 14 篇，累積病例 1,909 例，其中中醫藥組 1,211 例，化療組 698 例，主要為肺腺癌和肺鱗癌，採用 Meta analysis 分析方法的隨機效應模型，對 7 年來單純採用中醫藥治療原發性非小細胞肺癌（NSCL），並以化療對照的研究文獻進行定量綜合分析。其結果顯示，中醫藥組穩定率 OR=2.10，95% CI（0.70-3.08），數據齊性檢驗 Q=24.24，V=12，P>0.01；化療組有效率 OR=1.48，95%

CI（1.03-224），Q=2.89，V=8，P ＞ 0.05。統計 7 篇文獻中位存活期，中醫藥組平均 335.4 天，化療組 231.8 天，顯著性檢驗 P=0.1489。可見化療有效率雖然是中醫藥治療的 1.48 倍，但長期存活率並沒有提高。中醫治療效果的特點是帶瘤生存，最終展現在長期存活率較好，它也顯示了整體調治的優勢。[陳志峰等，中醫藥治療原發性非小細胞肺癌療效的 Meta 分析，中醫雜誌 1999（5）：287] 如果中西醫結合治療，兩者互補，可以充分地發揮優勢。

2.2　肺癌手術治療配合中醫療效

肺癌手術治療前後配合中醫的效果都有人作過研究。研究學者指出 29 例肺支氣管腺癌或肺鱗癌的待手術者，服十全大補湯（黃耆、肉桂、黨參、白朮、當歸、地黃、山藥等）後，能顯著提高肺癌患者外周血 IL-2 活性、OKT4 細胞百分率和 OKT4/OKT8 比值，由於 IL-2 活性的升高，必然啟用 CTL、NK 和 LAK 細胞，促進其分裂和增殖，從而發揮出抗腫瘤的效應。所以，口服十全大補丸對改善肺腫瘤患者術前的免疫功確實有一定作用。[李世傑等，十全大補丸對肺癌患者外周血 IL-2 活性和 T 細胞及其亞群的影響，成都中醫藥大學學報 1998（4）：19]

黃耆（圖 29）補益肺氣，在許多治肺癌方中列為君藥，如黃耆理氣茶 [雲南中醫雜誌 1991（5）：16]、黃耆沙參茶 [江蘇中醫 1988（12）：37]、補氣飲 [浙江中醫學院學報 1987（5）：34]、參芪地黃湯 [遼寧中醫雜誌 1985（8）：25]、參芪莪朮湯 [四川中醫 1991（7）：13]、參芪地冬飲 [黑龍江中醫藥 1986（4）：33]、健脾補氣湯 [四川中醫 1989（6）：29]、黃耆蓮蠶湯 [河南中醫 1991（5）：36] 等。

有一例「右肺黏液表皮樣癌」患者，將右肺全切除後，用黃耆、沙參、川貝、薏仁（圖 29、15、24、18）、枇杷葉、杏仁、冬瓜仁、栝樓、六曲、雞內金、半枝蓮、魚腥草、白花蛇舌草等進行治療，後續存活了 32 年。（中西醫結合治療放化毒副反應人民衛生出版社 2000：225）另 1 例女性肺癌患者，手術中發現腫瘤較大且向周圍轉移，但血性胸水而無法切除並關胸。患者呈惡病質，服黃耆參朮飲（茯苓、山藥、薏仁、陳皮、砂仁、雞內金、麥芽、香附、太子參、扁豆、荳蔻）等堅持服藥 1,200 餘劑，後存活 17 年餘，健康如常。[中原醫刊 1990（4）：45]

將黃耆（圖 6 左）作為抗腫瘤藥的研究也有一些，在黃耆根部含有多醣類物質；黃耆多醣，含量為 1.34 ～ 2.04%，這幾種多醣具有廣泛的生物活性，體內實驗有抗腫瘤作用，但體外實驗並不能直接殺死癌細胞，代表黃耆多醣是透過增強免疫功能而發揮作用的。[東北師大學報 1985（3）：56] 醫院與研究中心跨國合作對黃耆及女貞子的提取物展開研究，指出黃耆和女貞子可以袪除腫瘤病人過多的 TS 活性，該項研究受到國際上廣泛重視（腫瘤醫院名醫，中國協和醫科大學出版社 1999：5)。黃耆在免疫治療中有希望可以成為生物反應調節劑。

著名的補腎益肺古方人蔘蛤蚧散（哈蚧一對、人蔘、茯苓、貝母各 6g，知母 30g 為散每服 6g，蜜湯下)，此原為《御藥院方》治喘息，勞咳，痰稠色黃，咳吐膿血，胸中煩熱，身體羸瘦，浮腫，脈虛。《醫方考》「人蔘益氣，哈蚧補真，哈蚧為血氣之屬，能排血氣之毒，故此方用調膿理血，亦假其性而伏奇（治癌）於正（氣）也」。當今常用蛤蚧作為藥膳(圖 14) 治療肺癌等多種腫瘤而獲效 [腫瘤食療幾則，新加坡中醫報 1994（9）：3]。

2.3　肺瘤放療配合中醫的療效

配合中藥輔助治療肺癌的放射治療研究很多，其效果也較好。放療直接傷及肺陰。故放療中首先選擇北沙參、南沙參、玄參、枸杞之類潤肺滋陰的藥物，如用南沙參為君藥的配方治療原發性肺癌 204 例，1 年存活率 76 例。或用「扶正增效方（黃耆、沙參、枸杞、石斛、銀花、白朮、太子參、雞血藤、紅花、蘇木、茯苓、雞內金等）對肺癌放射增效作用的臨床觀察」69 例（肺鱗癌、腺癌、小細胞癌)，按放射腫瘤科常規隨機分二組，服扶正增效方組在原發病灶消退，淺表淋巴結轉移灶消退，放療副反應，病人活動狀況，外周血象，淋巴細胞亞群等免疫指標，以及堅持全程放療人數等各方面均較之單純放療組有顯著效果 [郝迎旭，中醫雜誌 1997 (2)：85]。

南、北沙參抗癌的藥理作用也有一些研究，杏葉沙參所含花椒毒素對艾氏腹水癌及肉瘤有較強抑制作用，將花椒毒素稀釋到 1：10000 對腫瘤的抑制率為 50%。腫瘤醫學研究中心用微量毛細管電泳技術觀察，南沙參提取物參使肝癌細胞表面膜上的電荷向正常方向轉化。北沙參 (圖 15) 中所含花椒毒素對艾氏腹水癌及肉瘤 180 抑制作用較大，亦可增強機體免疫功能；北沙參有能提高 T 細胞比值，能提高淋巴細胞轉化率，升高白血球，增強巨噬細胞功能，延長抗體存在時間，提高 B 細胞，促進免疫功能，從而可防治癌症 (張民慶，抗腫瘤中藥的臨床應用，人民衛生出版社 1998：392、366)。

2.4　肺癌化療配合中醫治療研究

儘管化學新藥不斷出現，但對晚期非小細胞肺癌等治療不盡人意。醫院對中西醫結合 58 例進行研究，在採用 MVP 化療的同時，隨機分出 1/2 為中藥加化療組，用黨參、人蔘、黃耆等益氣，沙參、黃精、麥門冬等滋陰為主，治療三個月，在實體瘤客觀療效 (部分緩解、病理進展等)、主要症狀變化 (咳嗽、咯血、胸悶、喘憋、發燒、食慾)、生活品質

(體重、體力)、T 淋巴細胞及亞群 (T3、T4 和 T4/T8) 的免疫功能等，均明顯優於單純化療組 [莊安士等，中西醫結合治療晚期非小細胞肺癌的臨床觀察，成都中藥大學學報 1998 (4)：4]。這類的臨床觀察還有不少，如「中藥加化療治療晚期非小細胞肺癌療效分析」[中國中西醫結合雜誌 1997 (1)：26]；「扶肺煎治療中晚期肺癌的研究」[中國醫藥學報 1990 (2)：37] 等。

就黃精 (圖 16) 而論，在眾多抗肺癌方中，也有作為君藥的研究，如崔氏以血合方 (黃精、白及、百合、生地黃、半枝蓮等) 治一右肺中心癌伴肺門淋巴轉移患者 [陝西中醫 1990 (1)：24]。四君黃精湯 (黃精、人蔘、白朮、茯苓、黃耆、麥門冬、枸杞等，圖 9) 煎湯一日劑，治肺癌氣陰兩虛型 [山東中醫學院學報 1983 (2)：8]。另外，在以黃精作為治療肺癌配方之一，如黃耆麥味湯 [雲南中醫 1991 (5)：16]、二仙湯 (抗癌中藥方選，人民軍醫出版社，1992：147)、健脾益肺湯 [雲南中醫 1991 (5)：16]、健脾補氣方 [四川中醫，1989 (6)：29] 等。

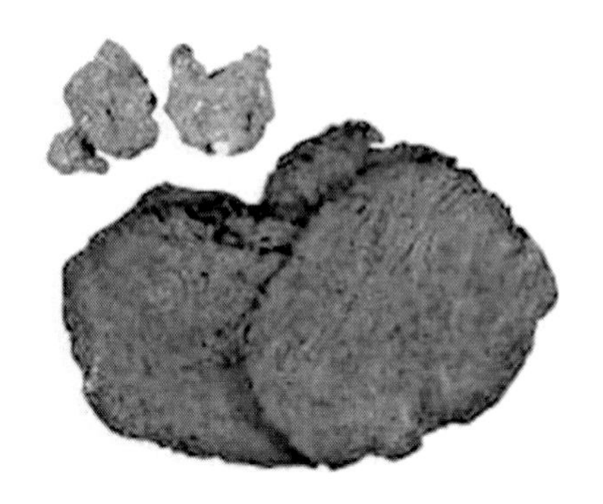

圖 16 黃精

黃精的根莖含有黏液質、澱粉及糖分。囊絲黃精的根莖含吖丁啶羧酸、天門冬氨酸、高絲氨酸、三氨基丁酸、毛地黃糖苷以及多種蒽醌類化合物。藥理研究中有抗癌作用，它可能與增強抗惡性腫瘤免疫活力有關，因其刺激體內淋巴細胞轉化為殺瘤細胞。

中醫認為肺等五臟之傷，最後歸宿於腎精，它包括放射、化學治療傷陰傷津。關於其機制，從補腎養陰的六味地黃湯 (圖 7) 研究發現，它能顯著降低氨基甲酸乙酯所致小鼠肺腺瘤的誘發率，並能明顯增強抑癌基因 p53 的 mRNA 表達，這種抑癌作用在甲狀腺素「陰虛」小鼠中表現得尤為明顯，提示中藥可透過調控抑癌基因的表達，而達到抑癌效應 [李惠等，六味地黃湯對小鼠誘發肺腺瘤 p53 基因的表達的影響，中國實驗方劑學雜誌 1997（3）：17]。

2.5　中藥配合治療肺癌參考

2.5.1　廣泛配合中醫藥必將普遍提高肺癌患者生活品質

經典的腫瘤治療模式完全殺滅的概念，在強調整體醫學的今天，已顯出它的弊端，腫瘤的過分治療它往往會造成人體的損傷。這方面的研究權威指出：「人們不再滿足於將腫瘤治好，而病人成殘廢或功能嚴重失調，因而過著悲慘生活的情況。」（《腫瘤學》天津科技出版社 1996：830）中醫藥普遍能提高生活品質，它是透過穩定瘤體、改善症狀來達到「帶瘤生存」的目的。在肺癌的中小細胞肺癌作為化療敏感性腫瘤，雖然強烈化療，部分病人可達到「CR」效果，但復發率很高，5 年存活率仍低於 10%；占肺癌 70%～ 80%的非小細胞肺癌，除能早期手術的其中小部分患者獲得長期生存外，迄今仍缺乏有效的治療方法。面對大量的Ⅲ～Ⅳ期的中晚期患者，現代醫學仍缺乏有效的治療方法。中醫藥確實能取得了一定的療效，使晚期病人生活品質提高。如用肺復方治療原發性支氣管肺癌 80 例，肺複方中晚期治療與化療對照效果較好 [中國醫藥學報 1990（3）：19]，或用肺瘤平膏治療晚期肺癌 339 例，其存活期、生活品質均優於化療組 [肺瘤平膏治療晚期原發性支氣管肺癌臨床觀察，中醫雜誌 1991（4）：21]；或以滋陰生津、益氣溫陽法治療 304 例晚期原發性肺腺癌，結果表明與化療組比較，該法具有延長患者存活期，緩解和穩定病灶，提高生活品質，調整機體免疫功能的作用（中西醫結合防治腫瘤，中國協和醫科大學聯合出版社 1995：86）；以鶴蟾片等治療肺癌，其症狀改善率為 61.7～68.8%，然後瘤體抑制率僅為 6%～10%，但其存活期分別達 8 個月和 10 個月，明顯優於化療組（周岱翰，腫瘤治驗集要，廣東高教出版社 1997：141）。目前中醫藥癌症的臨床研究方法都有大幅度的進步，而常用前瞻性的，隨機的，有對照組，有統計學處理的研究，因此提高了科學性和可信性，這有利於國際間學術交流 [98 國際中西醫結合腫瘤防治學術研討會紀要，中國中西醫結合雜誌 1999（2）：127]。

2.5.2　肺癌的單驗方累積與配合方式

中西醫結合治療肺癌已有二、三十年累積經歷，不論是單獨治療，或是配合手術放化療治療；不論是個案，或一定數量臨床觀察；不論是個人的單方驗方，或是合作研究所開的處方，都有為數不少的成效。以目前腫瘤著作中，彙編的肺癌治療方達到 193 方 85 頁（陳熠等《腫瘤病良方 1500 首》中國中醫藥出版社 1998：164-196、710-713），161 方 152 頁（郎君偉等《抗癌中藥一千方》中國醫藥科技出版社 1999：126-231），83 方 34 頁（喬占兵等《腫瘤病良方 1500 首》中國中醫藥出版社 1999：142-174），78 方 39 頁（周國平《癌症祕方驗方編方大全》中國醫藥科技出版社 1992：62-101）等。

提倡中西醫結合綜合治療肺癌，對於肺癌各種治療、各治療階段、各種症型均可以選擇中醫中藥配合作為輔助治療方式。常見的手術、放療、化療三類治療方法都宜配合中醫藥治療。從中醫理論來說肺癌根本是本虛，意指腫瘤的產生是稟賦體質、抗癌能力、免疫功能根本不足（虛）造成，導致腫瘤細胞的惡性生長，而得不到有效的抑制。從中醫治療都要考慮本虛，總宜培本扶正為主，補氣補血，補腎補肺。本文前面提出的處方和藥膳的藥物，如黃耆、黨參、北沙參、枸杞、丹蔘、蛤蚧（圖 29、27、15、23、10、14）、南沙參、玄參、黃精都有這方面作用，均可酌情採用，他們之間也可以互相配合使用。當然肺癌手術以後，易形成瘀血可加丹蔘、田七（圖 10、12）之類活血化瘀藥物，尤其是舌質見青紫者；肺癌放射治療「火」與「燥」邪，重傷其陰精，故應強調北、南沙參、玄參、麥門冬等養陰潤肺藥物；肺癌的化學治療多傷及脾胃，故人蔘、黃精、白朮等補脾胃益氣藥物宜加強，掌握這些原則，便於推薦與用藥。

2.5.3　癌症應注意青紫舌與「鏡面舌」

舌診展現了中醫診斷的特點和獨到見解，針對惡性腫瘤病人的舌診結果指出：青紫舌占 49.6%（為 500 例正常人 3.9 倍），舌脈異常率超過 50% 的病種有肺、胃、肝、食道等癌，且病情重、預後差。現代對癌症青紫舌的研究發現，多見於晚期癌症者，與缺氧、血栓、高鐵血紅素增高、微循環障礙、血黏度增加等有關。早、中、晚期患者依舌色淡紅程度逐漸遞減，青紫舌的患者數量則遞增，而舌色越呈青紫者病期越長。

肺癌手術是治療首選，若手術前注意一下有無青紫舌，則可以提醒外科醫生考慮更為周全的手術方案。手術也可造成癌症者體內陰液不足，如術後見舌面紅赤、亮點、無絲毫舌苔的「鏡面舌」這是陰液涸竭的危重症，預後不佳，急需南北沙參（圖 15）、玄參、生地黃（圖 7）等滋養陰液。若術後舌紅加深或呈青紫舌，預示術後恢復不順利，可加丹蔘（圖 10）、紅花、桃仁、田七等藥活血化瘀。放化療後舌質青紫，或青紫色加重，亦要參照以上述用藥。若放療前舌苔「鏡面舌」或暗紅絳舌者放療大劑量照射，會有「熱上加熱」之象，易於突出表現為口苦咽乾、大便燥結、食慾下降等副反應。因此，對紅絳舌的癌症者的放療需從小劑量開始，同時配合服用清熱解毒、養陰生津的中藥（陳健民，癌症患者舌質動態變化的臨床意義 [中醫雜誌 1999（10）：637]。

2.5.4 肺癌相關基因及中醫研究

肺癌目前已知有 175 個相關基因座，如肺癌（211980）、癌基因（114400）等主效基因，有腎癌（137215）、白血病（CLL）、配醣體蛋白 L26（RPL26 及 RPL16）、Kirster 大鼠肉瘤病毒（V-Ki-as2）、p53 腫瘤蛋白（TP53）、蛋白酶抑制因子1（P1）、溶質載體家族 ZZ 成員（1SLCZZAIL）、鐮刀細胞貧血病（603963）等與肺癌相關的基因座［王米渠等主編，中醫遺傳學概論，四川科技出版社 2000：61］。中醫藥抗腫瘤前沿研究也觸及相關基因，如「薏仁（圖 18）提取物體外對腎癌細胞放射敏感性的影響及作用機制探討」［癌症 1999（6）：680］，結果表明 0.2mg/ml 薏仁提取物具有明顯提高 GRC-1 細胞放射敏感性的作用，其作用機制是誘發 GRC-1 細胞凋亡，抑制 GRC-1 細胞 bcl-2 基因表達和上調 PCNA 基因表達。治療原發性支氣管肺癌方案試驗合作組，對 305 例原發性支氣管肺癌患者（均為住院患者）進行隨機分組，薏仁提取物受試 214 例，化療對照組受試患者 91 例。結果證明，二組有效率無顯著性差異，穩定率薏仁提取物組高於化療組對照組。值得探討和注意的是Ⅱ期、Ⅲ期中穩定例數，或輕度緩解的薏仁提取物例數，明顯多於化療組（周岱翰主編，中醫防治癌瘤薈萃，亞太新聞出版社 1999：193）。

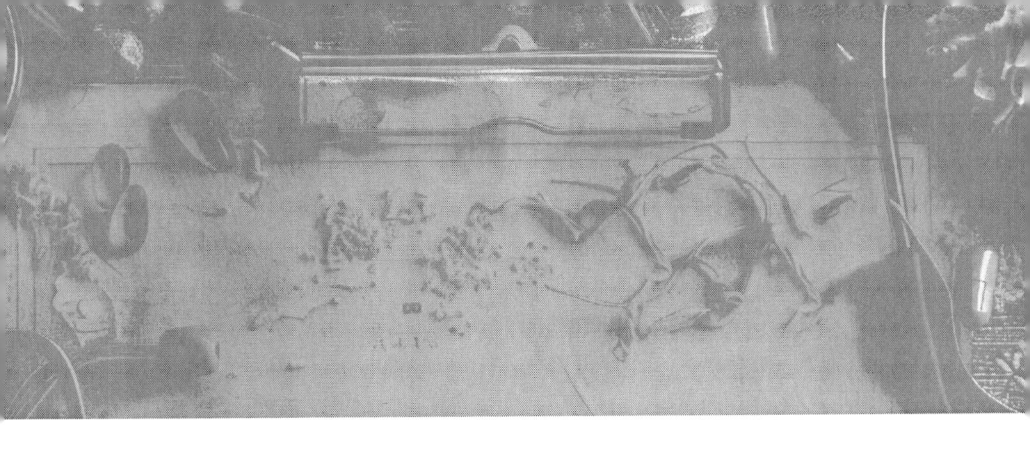

第二章　大腸癌

大腸癌是下消化道的惡性腫瘤，包括結腸癌、直腸癌和肛門癌，它的發生率在歐美比例很高，具有上升的趨勢。在臺灣則是十大癌症的第一位。中西醫結合治療大腸癌，尤其是配合手術治療前後的一些研究顯示，在體質的恢復，不良副作用的降低，免疫功能的改善，復發率的下降和存活率的提高等諸方面都明顯優於單純手術治療。

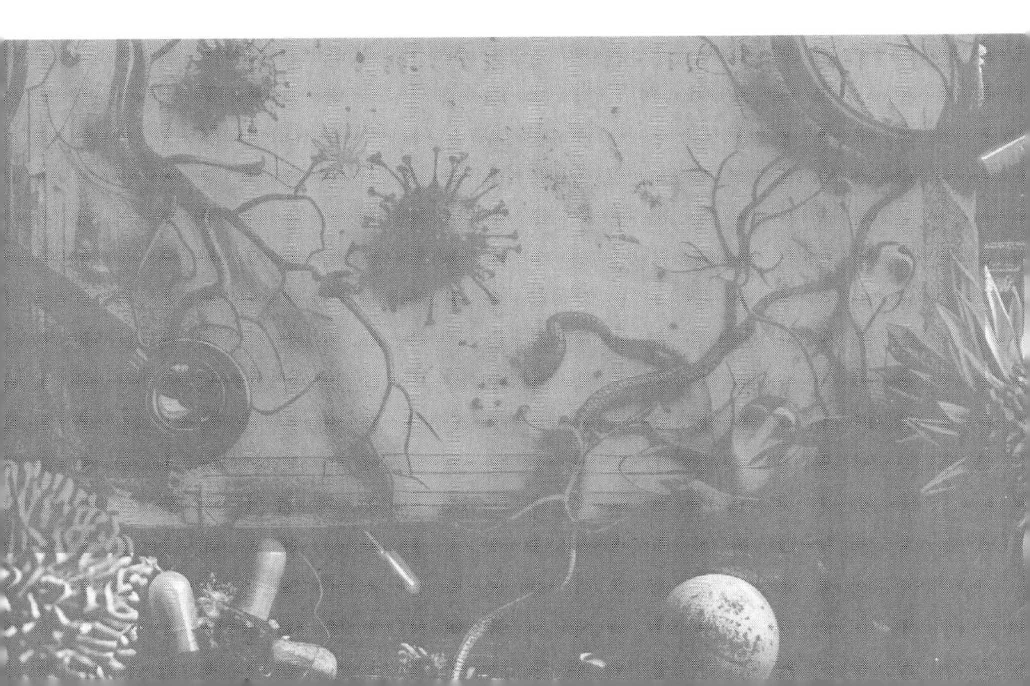

1. 自我保健知識

1.1 大腸癌保健的食療概說

大腸癌手術後復發率較高，五年存活率較低，故中藥中醫的處方治療和食物保健有著較大的空間。大腸癌表現的虛弱、消瘦、營養不良、惡液質等全身症狀，透過中藥黃耆、黨參、山藥等扶正培本的中藥康復有一定有效果，大腸癌的疼痛、出血、貧血、腫塊等，透過雞血藤、丹蔘、田七、當歸（圖 17、10、12、25）等養血活血藥物治療可以改善。

大腸癌常見腹瀉與便祕，或這兩者交替出現等腸胃功能紊亂，透過中藥薏仁、白朮（圖 18、21）、苦參等健脾益胃的藥物調理較好，這些都是常用藥性和平的藥物、方便的方劑、常服的藥膳。

1.2 大腸癌手術處方

目前外科手術治療腸癌是首選，是唯一的可根治方法，凡屬 Dukes’ A 期可單純的作手術切除，一般不需要化療和放療，但可以配合中藥治療；對 Dukes’ B、C 期則以手術為主的綜合治療，更需要配合中醫治療。大腸癌手術治療可有三組中藥物配合，一類是清熱利溼的藥物如大黃、苦參、黃連等這類味苦，多不宜作藥膳。第二類為養血活血藥物如田七 10 克、丹蔘 15 克、雞血藤 30 克（圖 12、10、17）、莪朮 10 克透過養血生血，活血行血以消除手術過程及腫瘤積聚中的瘀血。另一類藥物為黨參、黃耆、白朮（圖 27、29、21）、山藥等補氣益脾，以利於消化系統功能的康復，我們可選擇後兩者藥物配合成套，作為處方與藥膳治療。

1.2.1　大腸手術方

大腸手術方和藥膳選擇有丹蔘（圖 10）20 克、黃耆（圖 6 左）30 克等數味藥物，並加入引於大腸的引經藥物共同組成，針對性配合大腸癌的結腸癌，直腸癌和肛管癌等的手術治療，其手術前、後均可服用。對大腸開孔（結腸造口術）的病人，用此方對於下消化道的康復、身體適應均有好處。其服法主要為燉肉（鴨、雞、瘦肉 500 ～ 1,500 克為藥膳湯）、煎湯（加水淹過藥渣煎半小時，翻渣二次，早晚服藥一次）為主，有的人亦可用散劑（每次 10 克沖白開水）。

1.2.2　大腸三療方

大腸三療（手術、放療、化療）方為前方的加強方，對於手術前後體質差，疼痛劇烈，飲食營養不良，多黏血便者，尤為適宜。方中重用田七 10 克、丹蔘 15 克、雞血藤 30 克等（圖 12、10、17）活血化瘀，因為腫瘤病人血液處於一種高黏滯、高聚集、高凝固狀態，大腸癌手術後瘀血是必然的結果，出現疼痛脹滿，創傷熱，口乾渴，舌苔黃燥等也與氣滯血瘀密切相關，活血化瘀促進腹部術後病人胃腸功能的早期恢復。中醫藥理論，六腑以通為用，大腸三療方益氣生血，促進氣血循行。藥膳、煎湯和散劑均可，方法同前，若作藥膳此方除了燉肉外，最好燉豬大腸 500 ～ 1,500 克為湯，取其以腸補腸之功。

1.3 大腸癌放療方

放射治療主要用於直腸癌，照射範圍包括直腸及直腸周圍組織和盆腔淋巴引流區一般有對症放療，亦有配合術、前術後的放療。中藥處方及藥膳治療對放療中出現的口乾咽燥，胃腸道不適，白血球降低，皮膚反應等不良副作用。中藥對大腸癌放療後針對性地採用薏仁（圖 18） 30 ～ 40 克、白朮 15 克等健補脾胃，枸杞 15 克、當歸 6 克等養血，苦參、丹蔘（圖 10）除溼化瘀，生地黃、玄麥滋陰利咽等。

「大腸放療方」選用薏仁、生地黃等藥，物並配大腸引經藥物，以有針對性治療。薏仁（圖 18）等藥雖看似乎淡，但對古今不少驗方均以它為主要藥物或為單方治療大腸癌，如薏仁抗癌茶、薏（仁）榴湯（《癌瘤中醫防治》）、薏仁粥方（《廣濟方》）等。大腸放療方可作肉湯，每次一副；亦可煎取三次取汁，以其水作稀粥；另可以用其粉沖開水，或調蜜作飲料，以對大腸癌放療的康復治療。

1.4　大腸化療方

大腸癌對化療較不敏感，化療主要用於手術前、手術中、手術後的一種輔助治療，以及不能手術和放療病人進行姑息治療。這些情況均可以配合中藥輔助食療保健。常用補氣健脾四君子湯（圖 9）中的黨參、白朮等配為「腸化療方」，以治療大腸癌化療後的腹瀉疼痛、噁心嘔吐、血象降低，或口腔炎、口腔潰瘍等不良副作用，並有康復消化系統的功能。服用腸手術方的方法同前。

1.5　大腸癌處方注意

1.5.1　大腸癌的大便調理

大腸癌應注意大便的乾稀調理，凡放、化、手術治療後均宜以營養豐富、容易消化的食品為好。大便偏稀時，多吃些細糧加薏米（圖 18）和含纖維少的菜蔬及酸澀水果，如石榴、烏梅等。若大便偏乾，可多吃些粗糧，加核桃仁等含纖維素多的菜蔬和水果，如芹菜、苦瓜、香蕉、奇異果等，還應常服蜂蜜。

1.5.2　大腸癌的飲食調理

大腸癌作為消化系統末端的腫瘤與飲食習慣息息相關，中醫要求「食飲有節」，若不規律飲食，暴飲暴食，夜宵無度，麻辣油炸，嗜葷海鮮者常與大腸癌發病有關。宜於飲食清淡，許多研究顯示天然蔬菜及水果的攝取對直腸癌發病具有保護作用。果蔬的最主要有效成份是纖維素、維生素和礦物質。因為蔬菜多纖維素，膳食纖維攝取增加對大腸癌發生具有保護作用。蔬菜多維生素 A、B、C、D，能降低直腸腺瘤患者直腸黏膜細胞異常增生活性，從而降低大腸癌發生的可能。

2. 科學研究背景

2.1 中西醫配合提高直腸癌療效

大腸癌世界發病高居第三位，患者超過 50 萬人，美國確診為 15 萬，死亡 6 萬，如此高發生率和死亡率，在世界著名醫療中心 5 年存活率 50 ～ 55%。一般醫院 5 年存活率只有 20 ～ 25% [張振亞等，大腸流行醫學研究現狀及展望，腫瘤防治研究 2000（2）：154]。以手術，放化療配合中醫藥治療明顯提高療效和五年存活率。除了單篇論文外，也有一些專題研究談《直腸癌》、廣泛從古代「腸覃」記載到今天大腸癌常見誤診，從單純中醫辨證論治論及輔助手術治療，從傳統「毒邪」的理論討論放、化療後的「熱毒」清瀉，從扶正補脾談到大腸癌的患者的免疫功能，從大腸癌內治談到中藥灌湯等外治方法在探討中西醫結合治療大腸癌已有相當的廣度，最終是強調中西醫結合治療療效最好。如用中藥配合手術或化療、放療治療大腸癌 52 例，中藥用薏仁 (圖 18)、苦參、草河車、白頭翁、白槿花、紅藤、無花果、半枝連、白花蛇舌草。結果生存 10 年以上 7 例，5 年以上 11 例，3 年以上 17 例，2 年以上 17 例，2 年以下 14 例，1 年以上 21 例。

並透過動物實驗證明該方有抑制腫瘤細胞生長之功用。認為其可提高免疫力、增強體質，顯著地改善患者的臨床症狀 [瞿範，中藥治療大腸癌 70 例小結，浙江中醫學院學報 1983 (6)：22]。

2.2　中醫輔助大腸癌手術的療效提高

中醫藥輔助大腸癌手術根治術能普遍提高療效，延長存活率，提高患者的生活品質，如醫師用「扶正薏仁湯（重用薏仁 60 克，配田七、黃耆、生曬參、靈芝、白朮、金蕎麥、無花果、豬苓、山慈姑、山豆根、敗醬草等）伍用化療治療大腸癌術後的 38 例療效觀察」（簡稱中西結合組），並與 31 例單純化療（簡稱對照組）進行比較，結果，中西結合組患者體力狀況好於對照組 (P<0.01)，中位生存時間 (31.4 個月) 長於對照組 (18.0 個月)，中西結合組存活率高於對照組 (P<0.05)，復發率 (21.05％) 低於對照組 (48.34％，P<0.05)，中西醫結合組毒副反應發生率低於對照組 (P<0.05)，而免疫功能改善則高於對照組 (P<0.05) [郭志雄，中國中西醫結合雜誌 1999 (1)：20]。

上述為大腸癌術後康復以補氣益脾和行血活血兩組藥物配方，而在手術前或手術後則應以清熱解毒和活血化瘀兩組藥物配伍，後者以田七、丹蔘、紅花為代表，前者以大黃、苦參、番瀉葉為代表。如「經肛門注射切除術治療早期直腸癌 32 例」，術前服番瀉葉清湯和雲南白藥（田七為主）加強凝血，術後服黃連、黃芩等和雲南白藥等，5 年存活率 96.9%，10 年存活率 90.6% [中國中西醫結合雜誌 1999（7）：426]。

另外，有 35 例腹部惡性腫瘤術前病人 ，隨機分為中藥組的大承氣湯沖劑（大黃、芒硝等）和西藥組（甲硝唑、諾氟沙星）。結果顯示，術後中藥組腸鳴恢復時間與排氣時間均早於西藥組 ($P<0.05$)。兩組患者血清腫瘤壞死因子（TNF）術後均降低，但中藥組降低更明顯，術後第 1 天便有差異 ($P<0.05$)；中藥組患者血清細胞間黏附分子（ICAM-1）術後 3 天明顯降低，與術前比較有明顯差異 ($P<0.05$)，西藥組患者血清 ICAM-1 水平手術後無明顯變化；兩組平均數相比較，術後 3 天中藥組明顯低於西藥組 ($P<0.05$)，證明大承氣沖劑明顯降低惡性腫瘤患者產生的炎症反應，促進手術後腸功能的恢復，減少併發症 [中醫雜誌 1999（5）：293]。

2.3　大腸癌化療結合中醫研究

中醫藥配合用治療結腸癌的臨床觀察表明，能改善虛證型患者的臨床症狀，提高生活品質，增加食慾，消除疲乏，減輕胃與腸道反應，減輕化療引起的白血球總數下降幅度。如某醫院用中藥扶正消瘤湯（黃耆、黨參、茯苓、半枝蓮等）配合白血球介素 2（IL-2）治療結腸癌患者 60 例（治療組），並與單純用 IL-2 治療的 60 例（對照組）作對照觀察，生活品質治療組治療前為 73.2±7.5，治療後為 74.0±7.2（P>0.01）；對照組治療前為 79.7±8.9，治療後為 75.4±6.2（P<0.05）。治療組患者的生活品質優於對照組（P<0.05）。兩組患者治療前後周圍血象及 T 淋巴細胞轉化率高於對照組（P<0.05；CD8 低於對照組（P<0.05）[中國中西醫結合雜誌 1999（7）：409]。

另有醫者以中藥配合化療治療手術後的中晚期大腸癌 76 例，其中隨訪治療滿一個療程以上者 62 例，結果 5 年存活率達到 5%，10 年存活率達 75% [孫桂芝，中西醫結合治療大腸癌 62 例小結，中國肛腸雜誌 1985（3）：5]。

2.4　大腸癌中醫西醫結合相關問題

2.4.1　中藥灌腸治療

由於直腸癌位置有較淺的特點，對不願手術或錯過手術時機的中晚期患者，採用中藥灌腸的局部治療方法，配合化療亦可有較好的治療效果。灌腸藥用乾蟾皮、三七粉（圖 11）、白花蛇舌草，龍葵、白英、地榆、白頭翁、蛇床子、蔥白、蜂蜜等煎取。對照組用化療，採用 5- 氟尿嘧啶觀察 26 例患者，按國際抗癌聯盟協會制定，經病理學診斷屬III期者 6 例、IV期者 20 例。治療結果 1 年存活率為 69.2%，2 年存活率為 38.5%，3 年存活率為 15.3%，平均存活期為 14.5 個月，其療效明顯優於單純化療者 [中藥灌腸治療直腸癌，河南中醫 1998（5）：271]。

2.4.2　活血化瘀法應用於大腸癌中

癌瘤為有形之邪，瘀在其中；而手術傷血，亦可成瘀血。所以活血化瘀治療原則應用貫穿於大腸癌治療之中，田七、丹蔘、雞血藤（圖 12、10、17）、丹皮等常用活血化瘀藥物。日本醫家古川和美用大腸內窺鏡查有大腸腺瘤瘀血分數較高，尤其是大腸腺癌 [大腸腺瘤的發現率與瘀血記分的相關性，國外醫學中醫中藥分冊 1999（5）：51]。

現代研究認為活血化瘀類中藥能在細胞和基因水準發揮干預作用，調控基因表現，抑制原癌基因的表現、抑制原基因的表現。應用斑點印跡雜交和原位雜交技術，研究活血化瘀方藥對血管平滑肌細胞增值的影響，表明該藥物能抑制血管壁血小板衍化生長因子（PDGF）基因的表現，並降低血管壁原癌基因 c-myc 的 mRNA 表現水準。同時用血府逐瘀湯抑制血管平滑肌細胞增殖的機制，認為與抑制細胞由收縮由收縮型向分泌型轉變，影響血管壁 PDGF-A、B 鏈的 mRNA 表現有關 [李靜等，中藥對血管平滑細胞增殖及相關基因表示式的影響，北京醫科大學學報 1994（增）：243]。

2.4.3　大腸癌的相關基因問題

大腸癌與遺傳因素密切今天已知與大腸癌相關基因座有 118 個。如家族性腺瘤息肉症（APC）、結腸癌（114500）、癌症（114400）、遺傳性非息肉大腸直腸癌 1、2 型（120435、120436）、幼年型息肉症（174900）等主效基因，還有 ATP 結合區 B 亞家族成員 1（ABCB1）、鳥類肉瘤（V-myc）、端粒酶蛋白成分 1（TEP1）、腫瘤蛋白（TP53）、患結腸癌者伴神經瘤（256700）等相關基因（王米渠主編，中醫遺傳學概論。四川科學技術出版社 2000：235）。

儘管目前中醫藥科學研究中，尚未能全面對大腸癌進行上述基因研究，但也開始研究分子機制方面，尤其扶正補血對血液生成的影響。如研究中藥複方益髓靈提取物（YSL）對骨髓增生異常綜合症作用的分子機制，發現 YSL 能抑制白血病巨核細胞系 HI-Meg 細胞增殖並促使其分化，用 cDNA-mRNA 原位雜交技術觀察 HI-Meg 被 YSL 誘導分化後，LIF 和 C-myc 基因有不同程度表達增強，揭示了 YSL 對白血病巨核細胞系的增殖抑制效應、基因表現上調效應 [張洪鈞等，YSL 對白血病巨核細胞系 HI-Meg 基因表達的影響的初步研究，中國中醫基礎醫學雜誌 1996（1）：42]。

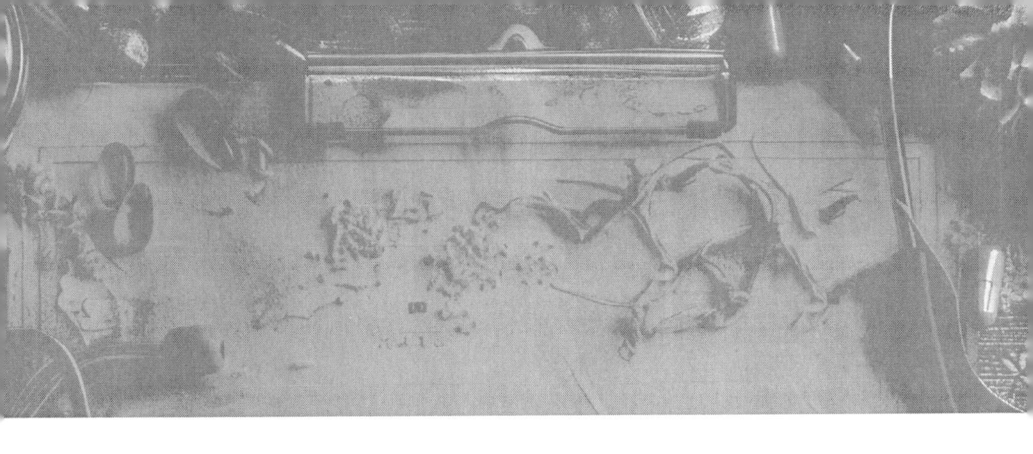

第三章　乳癌

乳癌在經濟先進國家和地區（包括新加坡）女性癌症發生率常常高居榜首，且發病比例有上升的趨勢。世界發病約 130 萬，每年死亡 55 萬。目前中醫臨床配合治療乳癌，大多數是經過手術治療之後，已在進行放、化療的病程中，研究顯示中西醫結合對提高乳癌的療效和患者的生活品質均有明顯效果。

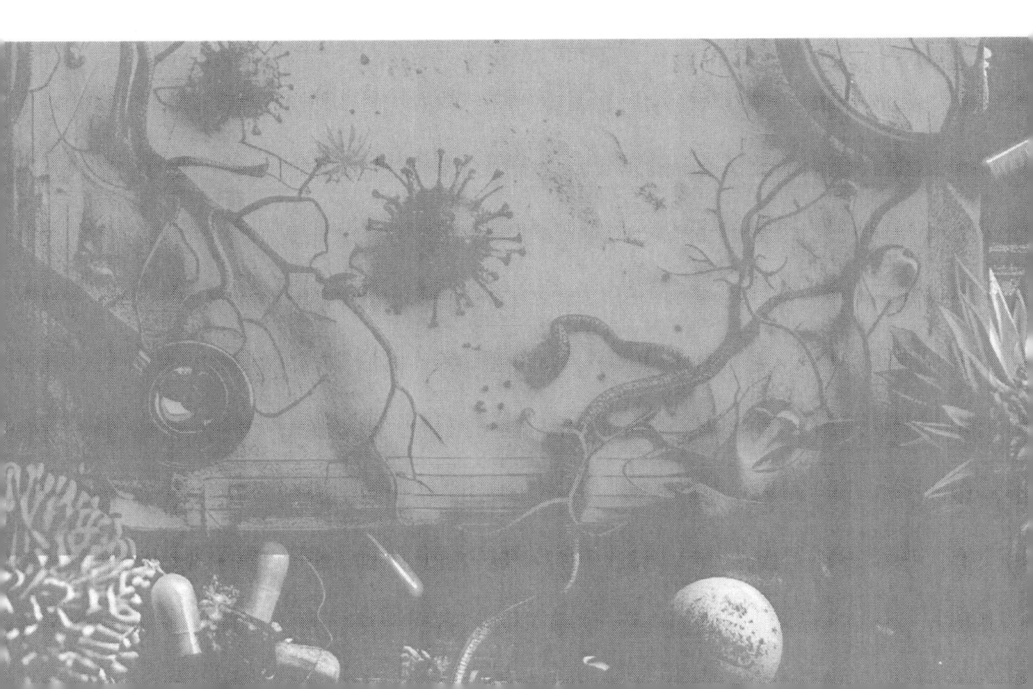

1. 自我保健知識

1.1　乳癌配合中醫治療概說

乳癌以手術治療為主，結合放療、化療，近年由於治療方法進步，10 年存活率有所提高，但對Ⅱ、Ⅲ期，尤其是Ⅳ期乳癌療效仍有限。若配合中醫藥，對乳癌晚期惡液質的改善較為明顯。

這三大療法配合中醫治療，包括藥膳等輔助治療，較之單一的乳癌的西醫治療均能提高療效，減輕不良副作用等；提高生活品質，減輕負面反應；緩解惡液質狀態，延長存活等方面。同時也揭示今後發展的廣闊前景。效方與藥膳則選用天冬、麥門冬、靈芝、丹蔘、田七（圖 19、26、10、12）、黃耆、生地黃、茯苓等性味和緩、味道可口、療效穩當的藥物，再配合引經藥物引入乳房其效果更佳。

1.2　乳癌手術方

乳癌尤其是早期乳癌根治手段主要靠手術治療，可盡量推退復發和延長存活期。多項研究顯示：長期配合中醫治療比單純手術後的 5 年、10 年存活率能提高 15 ～ 30%。手術後配合中醫治療方法很多，有辨證論治、有效驗方、藥膳、單方和針灸等多種治療等方式，效方及藥膳簡便易行，患者及其家屬亦可以掌握，現介紹手術後症狀輕重二方。

1.2.1　乳癌手術方

乳癌手術後患者表現最多最明顯的是神疲、乏力、少氣、懶言、畏風，這些屬中醫氣陰兩虛，處方與藥膳可用天冬 20 ～ 30 克、黃耆 15 克、黨參 10 克、麥門冬 10 克等氣陰兩補的藥物，再配合中醫婦科引入乳房的引經藥物所配伍，為「乳腺手術方」，此方在術前、術後煎湯服用，每天一劑水淹藥渣煎半小時，翻渣 2 次。此方亦可作成藥膳，通常燉湯肉湯（瘦肉、排骨、雞、鴨），素食者亦可作素菜湯，先煎的藥湯去渣以後，共煮素菜為湯。亦可以現成的藥散劑沖服。

1.2.2　乳癌三療方

對於上述症狀較嚴重，有乳房切除後明顯胸部與手臂緊縮或手臂腫大的感覺者，有的可見乳房脹痛，或有硬塊，或腰膝痠軟，或月經不調，或提早絕經等（中醫叫衝任不調），則以田七 10 克、靈芝 10 克（圖 12、26）等藥配伍為「乳癌三療方」。其方活血化瘀和補氣養血的藥力都有所加強，用於三療（手術、放療、化療）後症狀較重者。其服用方法同前。

1.3 乳癌防療方

乳癌的放射治療多作為手術的一種輔助治療，但對原發腫瘤位於乳腺內側或中心區，且有腋下淋巴結轉移，或不能耐受手術，或有遠處局限性轉移的患者 (如骨轉移) 等可施行放療。放療以後口乾舌燥，睡後多汗，手足心潮熱，心煩多怒，頭痛失眠，腰痠，睏乏，便乾尿黃，乳房灼痛，皮膚暗沉等。這些均是放療產生的不良副作用。中醫稱其是傷津耗液，腎精損傷，真陰不足的表現，應選用麥門冬 15 克、生地黃黃 10 克、玄參 15 克等一組養陰生津、補腎滋陰的藥物，並配合中醫婦科引入乳房引經藥物而成為乳癌放療方。此方應在放療整個過程中不間斷地服用，每天一劑。此處方若為藥膳，除了燉豬肉湯外，若選擇甲魚、墨魚 (烏賊) 等養陰的動物為藥膳則療效更好，若素食可以選海藻、昆布等為素藥膳。

1.4 乳癌化療方

乳癌化療常為不能手術者或晚期病人，也可用於手術後的輔助治療，以抑制遠處轉移者。如果再配合處方與食療均有利提高療效，促進康復。「乳癌化療方」則是有針對性地配製，透過現代研究抗癌四君子湯 (圖 9) 或其中的茯苓、黨參等一套藥物，它主要透過健脾扶正和除溼解毒兩組中藥調製。心胸痞滿，因為化療，正氣多損傷，首當其衝的脾胃之氣，出現食差納少，噁心嘔吐，頭暈睏乏，腹滿脅痛等症狀，其原因之一是化學藥物作用於外周化學感受器及直接刺激延腦所致。茯苓（圖 9 上）等藥理研究中雖無直接「殺死」腫瘤，但能調節免疫功作，而且能利尿解毒，鎮靜止嘔的臨床作用。乳癌化療方法同乳癌手術方服法基本相同，只是時間較長，一般應在化療過程中全程配合，每週 4-6 副煎湯為佳。

1.5　乳癌驗方說明

1.5.1　中藥堅持長期服用

乳癌占婦女惡性腫瘤的首位，近年來手術、放療和化療均有一定進步，結合輔助中醫藥治療則更為完善，尤其是Ⅱ、Ⅲ、Ⅳ期患者，中藥被廣泛地接受，在減毒增效、減少轉移和復發，提高免疫能力等方面顯示一定的優越性，作為和緩處方與藥膳食療方面，便於患者自己掌握，長期堅持抗癌中展現其長期的療效。

1.5.2　蔬菜汁及飲食調理

乳癌調養時用鮮天冬（圖 19）榨汁或蒸煮服食，對乳癌有很好的療效，但若較難找到，可取鮮荸薺汁、鮮梨汁、蓮藕汁代之。

當然乳癌患者應多吃新鮮蔬菜和水果，具體來說如下：手術後飲食調理，可多吃菠菜、絲瓜、白菜、海帶、髮菜等；放療時飲食調理，可多吃香菇、枇杷、白梨、西瓜、木瓜、蓮藕、香瓜、綠豆、苦瓜等；化療時飲食調理，可多吃薏米水 (圖 18)、奇異果、木耳、冬瓜、橄欖等：然而榴槤、龍眼、桂圓為熱性水果，多不宜乳癌患者多食久服。

2. 科學研究背景

2.1 中西醫結合提高乳癌療效

近二三十年對乳癌的中西醫合作了大量的研究，取得可觀的成果，不僅發掘了古代「乳巖癌」等古方，更重要是在臨床上累積了大量的經驗，如在陳熠編《腫瘤單驗方》(中國中醫藥出版社 1998：231-265)收集 34 頁 93 個驗方，喬占兵編《腫瘤良方 1500 首》(中國中醫藥出版社 1999：111-142)收集了 41 頁 92 個驗方。

中國在西醫醫院、中醫醫院進行了大量的中西醫結合的臨床觀察，都證明了中西結合綜合治療乳癌普遍地提高了療效，優於中醫或西醫一種單純的治療方法，臨床實驗來看，實際各型乳癌患者都可以綜合治療。如用中西醫綜合療法治療 208 例，5 年存活率為 78.7%，比手術加化療 (5 年存活率 71.2%)、手術加放療 (5 年存活率為 62.4%)為高。以中西合併治療 134 例各期患者，5 年存活率為 88.3% (其中Ⅰ、Ⅱ、Ⅲ期依次為 95.8%、84.1%、66.7%)，這一結果亦高於單用西醫治療 68.1% (Ⅰ、Ⅱ、Ⅲ期依次為 81.1%、60.3%、和 57.8%)。中西醫綜合治療 31 例各期乳癌，並設立單純西醫組作為對照、結果中西醫結合組 5 年存活率為 74%，而單純西醫組為 32%，經統計學檢驗證實 P<0.01，均說明中西醫結合組療效顯著優於單純西藥組（吳大真等，中西醫結合治療常見腫瘤，中國醫藥科技出版社 1999：251）。

2.2　乳癌手術配合中醫的療效

乳癌手術後中藥輔助治療提高療效研究很多，如參芪蛇蓮湯（黃耆、沙參、天冬、魚腥草、蒲公英、夏枯草、黨參、山楂、白朮、半邊蓮、茯苓、白花蛇舌草、半枝蓮）治療乳癌 31 例，同時設有數量相等（31 例）、病情相似的對照組，62 例均為Ⅱ～Ⅲ期病人，乳癌根治術，術後配合化療、放療和內分泌治療，治療後 3 年、4 年及 5 年以上的存活率，治療組分別為 97.8%、93.6%、74.1%；對照組則為 80.7%、58.1%、32.3%。配合中藥治療組 5 年以上存活率顯著優於對照組，患者精神佳，飲食較好，耐受其他治療措施能力增強，手術、放療、化療後的各種不良症狀明顯改善 [重慶醫藥 1990（2）：29]。再如觀察「407 例乳癌術後患者辨證分型規律探析」[遼寧中醫 1999（9）：387]，結果強調乳癌手術以後患者出現氣陰兩虛證占絕大多數（384 例占 94.35%），氣血兩虛證占少數（22 例占 5.41%），臨床上出現氣陰兩虛同時伴衝任失調證 313 例占 76.90%。要提高乳癌術後療效，必須對患者乳癌辨證並用兼治之藥，其效為捷。

黃耆（圖 6 左）是乳癌等腫瘤手術後通常應用的藥物，其作用也較廣泛，而靈芝（圖 26）則可配合用於體質更差的患者，靈芝及其提取物抗癌研究很多，其種類也有赤芝、黑芝等各種。曾有研究者提取靈芝中一種雲芝蛋白多醣（PSP）作為生物調節劑，進行隨機雙盲 485 例臨床試驗，結果證明雲芝精華（PSP）有效率為 82.96%，能顯著改善腫瘤患者神疲乏力、食慾不振、心煩失眠、盜汗、疼痛等臨床症侯，減輕化、放療引起的不良副反應，穩定白血球數，增加 NK 細胞和 LAK 細胞活性，逆轉 CD4+/CD3+ 比值，提高 Kanofsky 值。[保健 2000（36）：7]。俄羅斯研究人員也用靈芝提取物治療 48 例乳癌等癌症患者，1.5g 以 1：10 比例稀釋的靈芝提取物，每日 2 次給藥，共 36 日，結果一些免疫細胞計數低或異常高的患者使用靈芝提取物後恢復到正常水準，而對指標正常人均無任何副作用，且服用後有利於增進食慾，增強活力，改善了一般身體狀況。對乳癌接受外科治療的患者，提取物可縮短傷口癒合期 [靈芝的臨床應用及其相關研究，國外醫學中醫中藥分冊 1999（2）：63]。

中醫學在治療乳癌術後上肢水腫方面有獨到之處。相關領域專家強調對上肢水腫局部外用藥，對輕、中度水腫，撫之稍涼者，藥用宜茯苓、豬苓、澤瀉、車前子等;患肢水腫，皮色發紅，撫之較熱，藥宜用黃耆、豬苓、板藍根、銀花等，若患肢水腫，皮色青紫，藥宜用黃耆、茯苓、澤瀉、夏枯草、三七粉等，分別煎水外搽患肢（《乳癌綜合治療學》中國中醫藥出版社 1999：261）。

2.3　乳癌放療配合中醫療效

乳癌放療過程中，可由放療射線引起放射性肺炎、纖維化、放射性皮炎、縱隔腔炎、心包膜炎等，中醫認為放射線屬於「火熱毒邪」，放射後出現血象下降，傷陰傷血，氣血不足，放射損傷後出現微循環障礙，血液黏滯，血流緩慢，屬瘀血阻絡。中藥治療放射損傷有二類藥（涼血滋陰、補血活血），首先是涼血滋陰藥物，選用生地黃、麥門冬、石膏、烏梅等治療，尤其夜間睡覺有盜汗者 [清熱養陰法治療癌症盜汗，上海中醫藥雜誌 1999（3）：23]。用單味天門冬（圖 19 左）治療乳房腫瘤 52 例，有效率為 94%，對良性腫瘤奏效迅速，對乳癌有一定的短期療效。以天門冬為主結合西藥治療 119 例各種腫瘤（包括乳癌、肺癌、鼻咽癌等），有效率為 84% [浙江中醫雜誌 1991（2）：54]。日本太田節子在小鼠照射後餵食十全大補湯（人蔘、茯苓、白芍、熟地黃、黃耆等），證明能促進造血功能的恢復，減少大便潛血。

治療乳癌放療的第二類藥物是養血活血類中藥，因為放射損傷後造成機體微循環障礙、血液濃縮、血液黏稠度增加，不利於腫瘤放療後康復。用養血行血、活血化瘀藥輔助放射治療，可改善局部及全身的血液循環，改善腫瘤組織內缺氧程度，增加其對放射線的敏感性。文獻指出，活血止血的三七（圖 12）等中藥對放射性損傷具有明顯的治療作用，在實驗小鼠在照射後的第 10 天白血球已達照射前正常水準，照後第 18 天給藥組的脾組織結構明顯恢復，證實三七可保護脾臟中淋巴細胞的微環境（李佩文《乳癌綜合診療學》中國中醫藥出版社 1999：281）。

2.4 乳癌化療配合中醫藥療效

中藥配合化療乳癌等惡性腫瘤已有 30 年的歷史，雖然在機制上研究並不是很深入，但臨床研究的病例成千上萬，累積了大量的資料，並取得了良好的成績。證實中西醫的聯合治療明顯改善臨床症狀，提高了存活期，與單純的化療治療相比有明顯的優勢。如對乳癌、肺癌等 40 例化療後的消化系統障礙，對出現的噁心、嘔吐、腹脹、食少、乏力等，採用自身對照的方法，分別給予多潘立酮、多酶片，或服中藥（人）參（茯）苓白朮湯治療，結果中藥組有效率為 90.2%，西藥組有效率為 40.1%，兩組比較有顯著性差異（$P<0.01$）。證明參苓白朮湯（圖 9 下上右）治療惡性腫瘤化療的臨床效果 [雲南中醫藥雜誌 1999（3）：24]，尤其對消化障礙療效較好。

中藥對化療還有增敏作用，實驗中發現部分補益和活血化瘀中藥雖然對腫瘤細胞沒有直接的抑制殺傷作用，但一旦與某些化療藥聯合應用就可以明顯提高這些化療藥的殺傷性，這些研究結果進一步鼓勵了補益中藥的臨床使用，並對活血中藥治療惡性腫瘤進行了廣泛的臨床和實驗研究。中醫藥治療惡性腫的側重點由增效減毒上升為增敏減毒，並明確提出了中藥增敏劑的概念，形成了中醫藥配合化療治療惡性腫瘤的主流。有人用四物湯（圖 9）配合常規化療治療一組瀰漫型、多發、散在的晚期腫瘤患者後，發現 5 年存活率達 12% [乳癌的綜合治療，實用中醫腫瘤雜誌 1996（2）：1]。在動物實驗中，也觀察到了與臨床類似的結果，將傳統的十全大補方劑製成沖劑，並與絲裂黴素、5-fu 配伍進行動物抑瘤實驗，發現十全大補沖劑有較強的增敏減毒作用。

2.5　中藥輔助治療乳癌參考

2.5.1　細胞凋亡與多藥耐藥

關於細胞凋亡（Progtammed celld eath，PCD），在乳癌的中醫藥治療也有研究，PCD 是指在內外環境刺激或不利條件下，細胞對不良環境的一種應答，是由基因程式設計控制的細胞主動「自殺」過程，這一死亡途徑引起生物學家、病理學家和藥理學家的新研究。1990 年代中期，從傳統中藥砷（AS_2O_3）製劑中研究腫瘤新藥，引起世界關注，其中也包括對鼻咽癌的作用機制研究 [楊曄等，AS_2O_3 誘導乳癌細胞凋亡，中國腫瘤生物治療 1997（3）：245]。其機制是三氧化二砷能在體外誘導 NB4（早幼細胞白血病細胞株）的凋亡，且具有時間與劑量效應，能下調 bcl-2 降低 PML-RARa 融合基因的表達 [Chen GQ et al .In vitro studies on cellular and molecular mechanisms of arsenic trioxide, As in the treatment of caute myelogenous leukemia： AS_2O_3induces induces NB4cells apoptosis with down regulation of PML-RARa/PML proteins Blood1996（3）：1052]。

長期的化療可使腫瘤細胞既產生多藥的耐藥性，又產生凋亡抗性。細胞凋亡抗性可能與細胞耐藥性有關，中草藥對這兩者的逆轉作用已經不容置疑，從中開發新的逆轉或阻斷劑也是誘人的前景。但是，增敏劑與抗逆轉劑之間畢竟還有很長的路要走，儘管中醫科學研究的「臨床－實驗－臨床」模式在這裡並不理想。因此中醫藥針對腫瘤細胞的多藥耐藥性和凋亡性的研究可能要從體外開始，走「實驗－臨床」的現代醫學科學研究常規途徑。在體外實驗中應當直接應用各單味中藥的主要活性成分應用在有效部位，並進行中醫學配伍。在獲得客觀可信的結果之後，再進行體內單味中藥或複方的研究（《乳癌綜合治療學》，中國中醫藥出版社 1999：329)。

同時也開始研究中藥及其有效成份的多藥耐藥性的藥理學逆轉作用，包括乳癌在內，有學者篩選了多種具有鈣通道阻滯作用的中藥單體，期望從中找出作用強而毒性較小的 MDR 逆轉劑。結果發現這些中藥單體大多數都有類似異搏定的增效作用，尤以粉防己鹼、蝙蝠葛鹼、左旋四氫巴馬汀和人蔘皂苷 Rb1 的作用較明顯，其逆轉倍數為 8.6-13.0 倍。

2.5.2　乳癌的心理因素與疏肝理氣中藥運用

心理因素與乳癌的發生、發展和康復關係尤為密切，這在 700 年前元代著名醫學朱丹溪《格致餘論》便十分明確地說到：「憂怒鬱悶，朝久累積，脾氣消阻，肝氣橫逆，則病乳巖(癌)。」前蘇聯醫學家發現，乳癌患者中有過精神創傷的人要比其他人多出 5 倍以上。美國調查表明乳癌患者中三分之二以上患者都有壓抑自己情感的傾向。精神緊張，性格內向，鬱悶不歡等不良心理因素是乳癌發病的重要原因之一。世界各國都有一些心理疏導和心理治療的辦法，而中醫有獨特的辦法，即疏肝理氣的藥物調治，如柴胡、鬱金、合歡等中藥。

乳癌的手術、放療、化療中均有不少的心理問題，在中醫可發揮用藥靈活處方、用藥的特點，進行對心理因素的調理。某醫院腫瘤科門診的乳房腫瘤術後患者 370 例中，符合乳癌術後情志異常 100 例患者，給予有肝鬱氣滯者加入疏肝理氣的中藥治療，其有效率 92%，尤其在精神憂鬱、胸脅作脹、善嘆氣，治療前分別為 3.15、2.82、0.40、0.83，治療後分別為 0.80、0.50、0.08、0.15，治療前後比較均有顯著性差異 (P<0.01) [辨證分型治療乳癌術後情志異常 100 例，上海中醫藥雜誌 1999（11）：23]。

2.5.3 乳癌晚期惡液質的中醫治療

專家強調中藥醫對乳癌晚期腫瘤惡液質治療優勢。惡液質，中醫辨證認為正氣虛極，邪氣仍實。表現如乳房腫塊潰爛日久，臭水流溢不止，疼痛劇烈，形體消瘦，精神頹敗，疲乏無力，少食納呆，面色白光白，舌暗脈虛。目前有對晚期腫瘤病人的免疫增強性給予營養支持，其方法和對策包括腸外、腸內營養療法，提供某些營養物質，如麩醯胺酸、精胺酸、牛磺酸、W- 脂肪酸和外源性的合成激素等，誠然有可以一定程度調節免疫反應，改善腫瘤病人預後作用。

但中醫還另一套補陰補陽、補氣補血的獨特方法，尚可從不同角度有不同程度地改善惡液質的狀態，提高帶瘤生存患者的生活品質。以陰、陽、氣、血而言，著名方劑有補陰的六味地黃丸（圖 7，生地黃、山茱萸、山藥、茯苓、澤瀉、丹皮），補陽的金匱腎氣丸（六味地黃丸加桂枝、附片），補氣的四君子湯（圖 9，人蔘、白朮、茯苓、甘草），補血的四物湯（熟地黃、川芎、當歸、白芍）等。雖然是尋常的和平之劑，但對改善乳癌晚期的惡液質狀態卻有一定的改善作用。

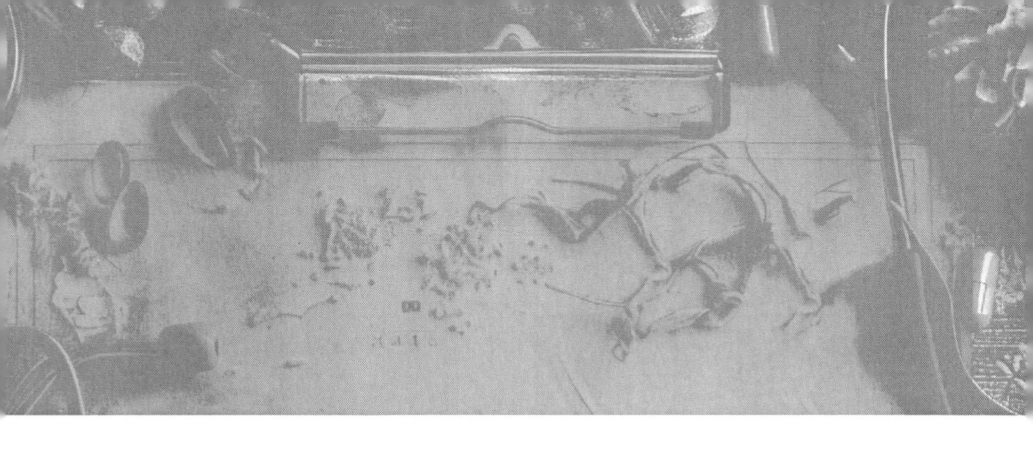

第四章　胃癌

胃癌是發生於胃部上皮組織的惡性腫瘤，常以上腹部不適、疼痛、嘔吐、黑便、貧血、腫塊等為主要臨床表現。胃癌是臺灣十大癌症第九位。於新加坡發生率也高，分別占男、女的第三、第五位。以中西醫結合治療胃癌是極普遍的，在胃癌前期的中藥逆轉、晚期胃癌的扶正治療，在配合手術、放化療諸多方面等均有一定成就。

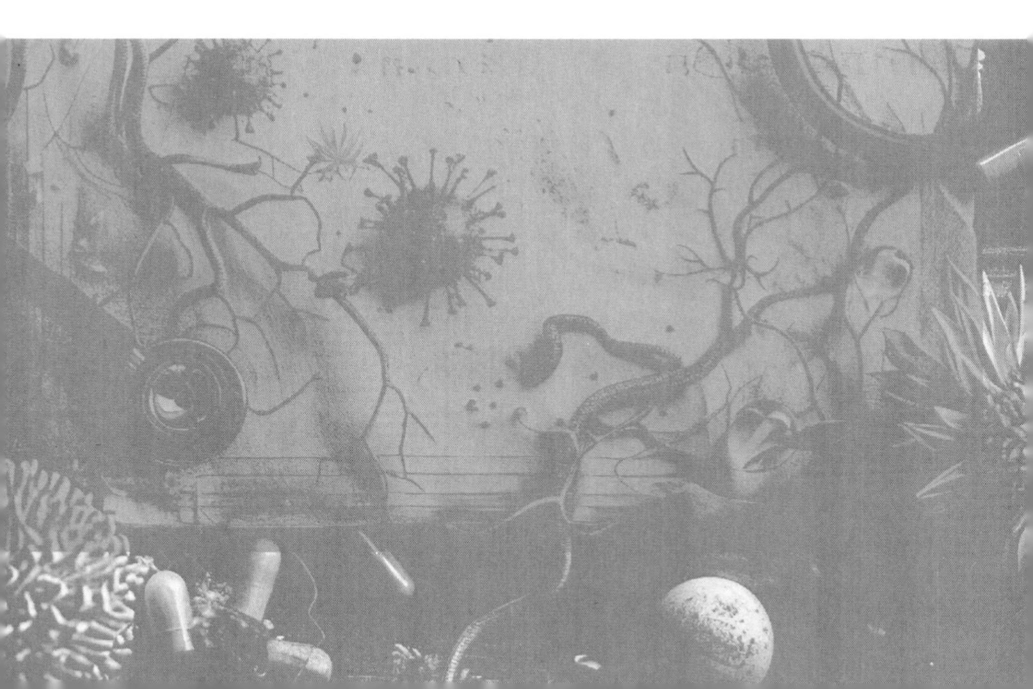

1. 自我保健知識

1.1 胃癌康復概說

中醫十分重視胃氣，稱「脾胃為後天之本」，是供給人體營養和維持生命活動的根本，就連一般疾病也必須十分注意脾胃的消化及供給營養功能，而胃癌則更應十分直接地關注胃氣，故有「人絕胃氣則亡」的警告。中醫治療包括處方藥膳調理胃癌，著眼不在於「殺」死胃癌的癌細胞，而在於扶助正氣，恢複胃氣，改善消化狀況，增加免疫功能，最常採用人蔘、白朮、茯苓、甘草等構成的名方四君子湯（圖 9），作為補氣健脾的代表方藥。其性和平，可多服久服，在配合放療、化療、手術治療中藥均可酌情採用。當然處方與藥膳這種和平的「王道」的治療，不希圖一蹴而就，而在於堅持長期用藥，自體能多方面地治療手術的創傷，減輕放化療的不良副作用，全面地改善消化功能，提高免疫能力。故能整體提高胃癌患者的生活品質。

1.2 胃癌手術方

對於Ⅱ、Ⅲ期胃癌患者，目前仍主張以用術根治為首選方案，根治手術是按癌腫位置整塊地切除胃的全部或大部分，以及大、小網膜和局部淋巴結，並重建消化道，鑒於癌切緣有癌細胞殘存、預後影響甚大，若結合益氣健脾的中藥治療，則整體扶持胃氣，促進康復，同時活血化瘀，於手術殘存物有抑制和治療作用。

1.2.1　胃手術方

胃癌手術前後若用處方和藥膳，則可有針對性的用人蔘 15 ～ 20 克、丹蔘 15 ～ 20 克（圖 27、10）等一組藥物，並以胃經的引經藥物組成，這叫做「胃手術方」，它有健脾和胃，扶正抑癌等綜合功效。因為手術對已虛弱的胃氣，再次損傷，故急需用補益胃氣為首務，同時手術可傷血且留有瘀血，應有一些養血行血、活血化瘀的方藥配合，方為全面。「胃手術方」服用方法可術前、術後煎湯常服，手術前後 3-4 天每日煎三次（翻渣二次）早、中、晚各飲一次，而以後則 2-3 天一副中藥。亦可將「胃手術方」與肉（豬、雞、鴨）同時下鍋，大火燒開後，去上層泡沫，然後小火燉 1.5 ～ 2.5 小時即成，它本身即有味道，一般不另加佐料，味淡養胃。另外，亦有「胃手術方」散劑配白開水或蜜水即可，每次 10 克一日 2-3 次。

1.2.2　胃癌三療方

對於身體較弱，或手術時間較久，或手術放化康復不理想者，可選取用「胃癌三療（手術、放、化療）方」，方中除了加強補氣益脾的藥物外，還另加娃娃魚 (圖 20)。這種魚原本生在中國四川、西藏、青海高山地區，相傳是吃羌活等中藥材長大的，所以又名為羌活魚。療效為養胃益氣，生血活血，牠雖然樣子不美，但對胃病、胃癌有特殊的治療效果。胃癌三療方可以煎湯服用，若為藥膳除了一般燉肉外，最好燉豬肚 (豬胃)，取其以胃補胃的作用。作法是取 1-3 斤豬肚或一整個豬肚，將胃翻出，反覆清洗，洗淨後將胃癌三療方，放進胃裡，用線封口，微火燉 2、3 小時即可，主要飲湯汁，其中的藥材有的可以服用，娃娃魚燉後如雞爪的上皮，亦可服用。

1.3 胃癌化療方

中晚期胃癌往往失去手術治療的機會，但對III期及IV期患者要看全身狀態允許，肝、腎功能及血象正常，可配合化學藥物以提高抗癌作用。但化療後紅白血球均降低，配合中醫藥治療則不僅能提高紅白血球含量，而且延長五年存活率。

「胃化療方」，重用白朮 15 克 (圖 21)、黃耆 15 克、人蔘 10 克為主藥，兼用胃經的引經藥物，以補氣益脾，生津養血，使噁心、嘔心等症狀好轉，食慾增加，睡眠改善，能提高紅白血球水平和免疫功能，減輕化療所引起的不良副作用。一般在化療期間宜同步服用。每週 5 副為宜，方法同前，「胃手術方」，若能以豬肚作藥膳自然更好。

1.4　胃癌放療方

胃部腫瘤對放射線不太敏感，胃癌的放療目前只能部分地應用於術前及術中，術後效果也不理想，但可配合中藥處方及藥膳調治以提高療效。「胃放療方」中除補氣養脾和引入胃經的藥物外，還加入了葛根 30 克等藥。葛根不僅是傳統的胃藥，而且現代藥理實驗結果顯示其亦能抗腫瘤的活性；它不僅有益胃生津、清熱解肌的傳統認知功效，而且也有能清解化療藥物毒性的現代臨床實踐。中國廣東人喜歡用葛根（粉葛，500 ～ 1,000 克）入菜，是適合炎熱地區的飲食習慣。「胃放療方」一組藥物配合，更全面治療胃癌放射治療後的副作用，胃癌放療前或放療時燉湯方法同前。

1.5　胃癌調理說明注意

1.5.1　服湯藥要順理胃氣下行

胃癌病人均有消化道不適的各種症狀，手術、放化療後，某些症狀更為突出，配合中藥處方及藥膳解除諸種症狀是不可缺少的，藥膳中的食物或藥物，主要營養和藥性在湯中，服湯時亦可加點蜂蜜吞下。另外，也可以將藥煎湯二次，去渣後，以其水熬為稀粥服用。胃氣總以徐徐下行為順，若在服湯或粥之前，有嘔吐、噁心等不良的感覺可暫緩，或稍坐片刻，或慢行散步，症狀即可減輕，亦可自我按壓足三里（膝臏骨下緣三寸）、內關（手腕橫紋二寸）等穴位，或針灸其位，待舒緩後便胃氣徐徐下行，再進藥湯或藥膳。

1.5.2 惡液質的蔬果汁調理

晚期胃癌病人食慾不振、呈現惡液質狀態的病人，除了服中藥處方和藥膳外，還可多吃新鮮石榴、新鮮烏梅、新鮮山楂、梨汁、荸薺汁及新鮮蔬菜、水果等，尤其是榨汁為飲，但應從少量開始，不可過量。術後病人每日進3～5餐，飯量逐漸增加，配合處方和藥膳一般不到半年後可恢復術前飯量。如有飯後噁心、嘔吐現象，常見可用生薑 10g 煎湯頻服。若嘔吐不止，用柿蒂 3 枚煎湯內服，嘔吐嚴重者，應請醫生檢查。

2. 科學研究背景

2.1 胃癌中西醫結合的廣度和深度

胃癌是中西醫結合研究最多、最廣、最有深度的腫瘤病種之一。其深度而論是目前中醫對癌症分子生物方面研究最多的，其研究廣度在試舉如下幾個實驗說明。植物性的中藥中已發現人蔘、丹蔘、丁香等具有抗胃癌作用者達178種（程劍華等，抗癌植物藥及其驗方，江西科學技術出版社 1998：82），該書收治胃癌方約為 320 方。胃癌方 184 方（腫瘤單驗方大全，中國中醫藥出版社 1998：392-420），胃癌方 118 方（腫瘤病良方 1500 首，中國中醫藥出版社 1999：232-274）等。中西醫結合治胃癌論文數百篇，其論廣泛針對胃癌前期病變的逆轉，早期胃癌手術輔助中醫治療，中期胃癌的放、化療的配合治療，以及晚期胃癌的中醫主體治療（包括腫瘤疼痛），各種針灸、藥物輔助西醫治療，或單獨治療等各個方面可見中西結合的良好效果。

胃癌為多基因遺傳病之一，從分子生物學來看真核基因的是多因素調控和調節級聯作用，任何單一成分的藥物難以實現，而中藥成分的複雜性是一種優勢，在同時有多個基因需要調節的腫瘤相關基因表達調控方面比單一成分的藥物更優越。實際上，目前中藥對基因表達的調控方面已有三個實驗研究：①中藥免疫因子基因表達的調節，已廣泛應用於腫瘤治療中，一些中藥或複方可使某種免疫球蛋白數量增加，細胞因子含量升高等，這些都是透過基因表達調節實現，有人用雷公藤甲素給予體外培養人外周血淋巴細胞，濃度達50ml/L 時開始顯著抑制 ConA 刺激的 IL-5Mrna 的表現，表明中藥成分可透過調節免疫因子的表達而影響免疫功能 [免疫雜誌 1996（3）：162] ②中藥對細胞凋亡的誘導作用，中藥對腫瘤相關基因進行表達調控應以誘導癌細胞凋亡為目的，天花粉蛋白與胃癌單抗交聯物可使低表達 ras 的胃癌實體瘤細胞凋亡 [王福安等，天花粉毒蛋白免疫毒素對靶細胞凋亡的作用，中華微生物學和免疫學雜誌 1995（2）：131]。③中藥與基因甲基化調控，黃連為主的中藥複方使實驗大鼠的胃癌發生率有明顯減少，其機制是抑制 ras、c-erbB2 基因表達的作用 [陳蔚文等，連黛片對 MNNG 誘發大鼠癌基因的作用，中國醫藥學報 1997（增）：123]。

2.2　胃癌手術配合中醫療效研究

在胃癌手術後配合中醫與化療的綜合治療方法是相當普通的，中藥補氣扶正，可提高五年存活率，並利於手術康復，而且使不少胃癌術後患者不能耐受化療者，得以完成術後化療。有醫生以加味香砂六君子湯（人蔘、白朮、茯苓等）加複方丹蔘及參麥注射液等預防手術後化療副反應 30 例，增效減速毒作用明顯優於單純西醫組，P<0.01[高瞻等，中西醫結合支持胃癌術後化療 30 例，腫瘤防治研究 1999（1）：56]。同樣，對於胃癌等 48 例手術後進行化療配合中藥（黃耆、黨參、當歸、阿膠、何首烏、骨碎補、焦三仙、砂仁）治療顯效 48 例，有效 4 例。顯效率 92.3%，總有效率 100%。僅用西藥對照組顯效 19 例，有效 10 例，無效 1 例，顯效率 63.3%，總有效率 96.6%。兩組顯效率比較 P<0.01，有顯著差異 [趙素雲等，中西醫結合防治癌症手術後化療反應療效觀察，河北中醫藥 1988（1）：53]。

對胃癌手術配合中醫中藥治療提高長期存活率和生活品質上，也有肯定的效果。據實驗顯示，72 例胃癌手術後經化學治療 MFC 方案和人蔘、白朮（圖 27、21）、地黃等補脾腎方治療後，5 年存活率可達 53.84% [廣安門醫院胃癌合作組，Ⅲ期胃癌的長期療效觀察和中藥扶正方劑的作用探討，中醫雜誌 1982（3）：21]。以六君薏苡三蟲湯治療晚期胃癌術後病人 30 例，經治後能明顯緩解症狀，延長生存時間；以黨參、白朮、生薏仁（圖 27、21、18）、白花蛇舌草等配合化療治療 56 例術後晚期胃癌患者，3 年、5 年以上生存活率分別達到 40.07%及 30.36%，其療效遠較單純姑息切除或化療療效顯著 [張慶民，抗腫瘤中藥的臨床應用，人民衛生出版社 1998：399]；胃癌術後的中醫藥治療，中藥組（白朮、石打穿、薏仁、白花蛇舌草、枸橘皮、青皮、八月札、菝葜）49 例與 40 例非中藥組對照，結果，兩組 1 年、5 年、10 年生存分別為 32（65.31%）例、30（60.00%）例、5（10.20%）例；及 5（10.00%）例、5（10.20%）例、0 例。兩組臨床症狀顯效加有效分別為 44（89.0%）例、31（62.00%）例，Karnofsky 評分顯效加有效率分別為 84.38%（27/32）、36.67%（11/30）。兩組療效比較均有顯著性差異 P<0.05 及 0.01[范忠澤等，中醫藥在胃癌手術後治療作用 —— 附 99 例臨床分析，上海中醫藥雜誌 1994（5）：16]。

胃癌術後常見膽汁逆流併發症，目前臨床有哪些具體措施能取得確切的療效尚不夠明瞭。在藥物治療方面，消膽胺理論上可以與膽鹽結合，但臨床應用療效欠佳。嗎丁啉為外周多巴胺受體阻滯劑，直接作用於胃腸壁，增加下食道括約肌張力，增強胃蠕動，從而防止胃、食道逆流，促進排空。癌術後膽汁逆流，中氣虛弱為其「本」，膽汁上逆，升降失調為其「標」，治病必求於本。故應予四君子湯（圖 9）健脾為主，江蘇省江陰市第二人民醫院花氏將 90 例隨機分為兩組，扶正和胃方（潞黨參、炒白朮、炒枳殼、茯苓、廣陳皮、法半夏、香蘇梗、炒谷芽、炒麥芽、白花蛇舌草、炙甘草）組 46（男 31 例，女 15 例），中位年齡 54 歲；根治性全胃切除術後 24 例，根治性胃遠側大部切除術後 22 例。另設嗎丁啉片對照組 44（男 33，女 11）例，中位年齡 52 歲，根治性全胃切除術後22例，根治性胃遠側大部切除術後22例，結果，扶正和胃方組顯效 10 例，有效 26 例，總有效率 78.3%；嗎丁啉片組顯效 7 例，有效 22 例，總有效率為 65.9%。經統計學處理兩組有顯著性差異，P<0.05（花海兵等，扶正和胃方治療胃癌術後膽汁逆流臨床觀察，中醫防治癌瘤薈萃，亞太新聞出版社 1999：156）。

2.3 胃癌化療配合中藥療效

胃癌術後化療常出現嘔吐、脫髮、腹瀉、口腔潰瘍、白血球下降等症狀，中醫有突出的減毒增效作用。益胃湯 [黃耆、黨參、白朮（圖 6、27、21）、山慈菇、葵花心、茯苓、阿膠、甘草、女貞子] 治療 12 例，並與單純用西藥對症治療的10例作對比，兩組分別為嘔吐25%、40%；口腔潰瘍8%、30%；脫髮 8%、20%等 [孟輝等，益胃湯治療胃癌手術後化療不良反應 12 例，湖南中醫藥雜誌，1999（4）：28]。

中醫治療胃癌的特點在於整體治療的基礎上扶持正氣，調整患者的全身情況，特別在化療時改善症狀，如噁心、嘔吐、嘔血、便血、胃痛、痞滿等，常有效果。雖中藥作用緩和，但安全、副作用少。用中藥與化療合用治療 669 例晚期胃癌術後，中藥加化療組在消化道和全身副作用，血象變化方面明顯優於單純化療組，中西醫合併用藥組 99%患者能順利完成療程，而單純化療組僅 73%完成，且生活品質度亦有提高。Ⅲ期胃癌術後，化療加中藥，1 年存活率 99%，3 年存活率 77%，5 年存活率 53%。代表胃癌中藥和化療合用，可以增效、減少不良副反應 [劉嘉湘，中醫雜誌 1991（11）：47]。

胃癌臨床中也有單獨用中藥、化療與中西醫結合的比較研究，「參芪扶正注射液配合化療治療胃癌臨床療效觀察」[中國中西結合雜誌 1999（1）：11]，隨機分為化療和參芪組（結合組，化療加靜脈滴注並用參芪扶正注射液）62 例，化療組（單用化療）37 例，單純參芪組（參芪組，單用參芪扶正注射液）21 例。結果：結合組對胃癌癌灶的緩解率為 16%，穩定率為 87%；化療組 13%和 64%，有顯著性差異。對氣虛證及生活品質的改善療效也很明顯，結合組分別為 75% 和 43%；參芪組是 61%和 57%；化療組為 35%和 29%。參芪也能維護骨髓造血功能，結合組白血球治療後低於 4×109/L 者占 4.8%，化療組為 21.6%，有顯著性差異。同時能提高 NK 細胞、巨噬細胞、T 淋巴細胞亞群的活性。中藥臨床用藥安全可靠，無明顯不良反應，對心、肝、腎等主要臟器無損傷作用，整體上評估中西醫結合組最好，它對胃癌癌灶有一定的緩解和穩定作用，對氣虛患者，臨床療效尤為顯著。

2.4 胃癌放療配合中醫藥的療效

胃癌放療配合中醫藥治療提高療效，減輕不良副作用是受到一致肯定的，觀察多種癌腫的放療各種配合發現，如其中一項放療完成率，單純放療組 63%，放療加中藥組為 84%；在體重改變、乏力、體質情況、消化道反應、血象、免疫功能等方面，放療加中藥組均有利於機體，明顯優於單純放療組。用扶正康復沖劑（黃耆、茯苓、白朮、薏仁、甘草、山豆根、丹蔘、玄參和枸杞等）對 124 例晚期賁門癌，隨機分為康復沖劑並放療組（結合組）57 例和單純放療組（對照組）67 例，結果 1 年存活率和 3 年存活率，結合組為 94% 和 38%，對照組為 87%和 29%，兩組有顯著差異（P<0.05）；白血球下降分別為 14%、27%，血紅素下降率分別為 8%、15%，兩組亦均有顯著性差異 [扶正康復沖劑並放療治療晚期賁門癌 57 例，福建中醫藥 1999（4）：127]。

胃癌根本是脾胃本虛，放療、化療、手術治療亦傷脾胃，中西結合治療重視益氣健脾，若為放療還要增加柔潤養陰之藥，以「養胃方（黨參、山藥、茯苓、麥門冬、石斛、北沙參、女貞子、旱蓮草、扁豆、生牡礪、砂仁等）提高癌瘤患者放、化療後生命質量的臨床體會」[中醫防治癌瘤薈萃，亞太新聞出版社 1999：154]，觀察 105 例患者（其中胃癌 10 例），對採用放療或化療後，出現神疲體倦，氣短乏力，頭髮脫落，心悸失眠，口渴咽乾，噁心嘔吐，腹脹納呆，大便乾結或稀溏，周圍血象可見白血球、血小板下降及貧血症狀，辨證為胃陰不足，脾氣虧損，氣陰兩虛，先用養胃方治療，結果總有效率 87%，有 1 例存活 8 年以上，2 例存活 10 年以上。

2.5　中西醫結合胃癌參考

2.5.1　晚期胃癌的扶正治療

晚期胃癌的治療較困難，症狀複雜，存活率很低，尤其是Ⅳ期病人療效更差。某醫院收治晚期胃癌 34 例，中西醫結合治療可緩解部分症狀，延長存活期。從一般平均 5 個月，延長到 13 個月 [中西醫結合治療晚期胃癌 34 例，山東中醫藥大學學報 1997（5）：377]。另用「扶正抗癌沖劑（人蔘、茯苓、黃耆、薏仁、白英、白花蛇舌草等）治療晚期胃癌的臨床與實驗研究」[朱金水等，腫瘤 1997（2）：113]，將 103 例術後及 65 例未手術的晚期胃癌患者隨機分成 3 組，分別給中藥、中藥加化療、或單用化療治療。觀察患者治療前後的 T 淋巴細胞亞群、IL-2 與 IL-2R，及 IFNr 的變化，結果扶正抗癌沖劑結合化療可顯著改善患者免疫功能。提高了晚期的生活品質。

晚期胃癌不僅喪失手術治療機會，而且難耐放、化療的不良副作用，因而可以採用靈活性較高、針對性強的中醫辨證論治。針對個體狀態採具體處方用藥，也有一定效果，如「補中益氣湯治療石瘕」（胃癌約 8 公分大）的化解 [陝西中醫 2000（2）：75]；以二陳湯含菌陳蒿加桃紅，除溼化瘀、軟堅散結，治胃竇黏液腺癌兼全身發黃 [中西醫治療晚期胃癌達完全緩解作用，腫瘤防治研究 1999（1）：80]；晚期胃小彎癌性潰瘍淋巴轉移的便血嘔血，用焦扼子等辛開苦降，併用雲南白藥止血養血，轉危為安 [中醫藥治療晚期胃癌體會，甘肅中醫 1994（2）：36] 等。

2.5.2 胃癌前期中藥逆轉作用

胃黏膜細胞在發展成癌細胞之前往往經歷胃癌癌前病變（Procancerous lesions of gastric cancer, PLGC）的演變階段，若能及早辨識和控制其向胃癌方面發展，對胃癌的二級預防有重要意義。長期以來的臨床實踐證明，中藥治療 PLGC 有著較好的療效，且具副作用小的優勢，透過作用機制的探討已有一些突破。如消痞靈能使大鼠 PLGC 組織 CEA 陽性表達明顯減少，樹突狀細胞（DC）數量接近正常 [張旭晨等 ，消痞靈沖劑對胃癌前期瘤變大鼠胃黏膜 AGNOR 影響的定量研究，中國腫瘤 1994（4）：32]，並能明顯降低其核仁組織區嗜銀蛋白（argyrophilic nucleolar organizer regions AgNOR）顆粒數、改善 AgNOR 顆粒面積與細胞核面積比值；胃細胞逆轉丸（黨參、丹蔘、大黃、黃連等）可降低人胃黏膜病變組織增殖細胞核抗原（PCNA）的表達［呂有勇，多基因變異與胃黏膜細胞癌變的關係，中華消化雜誌 1996（1）：9］。

在臨床上，針對胃癌前期的中藥逆轉效用作了更多更廣泛的研究，如「西醫結合治療胃癌前病變 28 例」［廣西中醫雜誌 1998（6）：17］，用益氣解毒（黃耆、白朮、丹蔘、莪朮、山楂、蒲公英、白花舌草、糞箕篤、佛手、延胡索、炒白芍、沙參、甘草）膠囊配合西藥果膠鉍膠囊治療，其有效率達 75%。觀察樂胃方煎劑（黨參、白朮、茯苓、陳皮、莪朮、丹蔘、黃連、蒲公英、白花蛇舌草等）對胃癌前病變阻斷的治療作用，是在脾胃虛弱的基礎上，痰瘀阻絡、蘊熱生毒的病機特點，採用具有健脾益氣、化痰祛瘀、清熱解毒作用的樂胃煎，用其治療胃癌前期病變 51 例，結果表明該方總有效率 88%、病理總有效率 76.47%，幽門螺桿菌（HP）轉陰率 66%，［樂胃煎治療胃癌前期病變 51 例療效觀察，中國中西醫結合雜誌 1999（6）：372］。「清潤通絡（麥門冬、花粉、玉竹、靈仙、木香、敗醬草、蒲黃、靈芝、三稜、田七、白芍等）法對胃癌前期病變逆轉作用的臨床觀察」［李恩復等，中醫雜誌 19997（8）：487］，對 92 例胃癌前期病變患者治療，發現治療半年後，腸化及異型增生病變的病理平均分值均下降，與用藥前比較有顯著性差異；病理記分的下降與 HP 記分的降低明顯相關。

2.5.3 中西醫結合對胃癌的分子生物學研究

目前人們已知有 62 個基因座與胃癌相關，如胃癌基因 (137215) 抗癌基因 Pb、抑癌基因 p53、p16、p21、R6、C-erbB2、干擾素調節因子 1 (IRF1)、癌基因 C-myc、成纖細胞生長因子 (FGFA)、B 細胞 - 淋巴病 10 (BCL10)、鳥肉瘤 VKIT 基因 (KIT)、家族性氯化物腹瀉症 (CLD)、P- 綜合症 (153550) 等相關基因 [王米渠等主編，中醫遺傳學概論，四川科技出版社 2000：164]。鹼基置換突變和移碼突變的 V79 細胞突變試驗並觀察健脾的單味中藥中，太子參、黨參、茯苓、白朮等的反突變作用明顯優於他藥，並將根據傳統處方四君子湯 (圖 9) 改良的太四君湯 (黨參用太子參代)，其作用為最佳。該作用同樣也被在以石膽酸和 TPA 作為啟動子，以代謝合成作為模型，對黨參等 7 味具有健脾作用的單味中藥及小複方進行反啟動作用的觀察實驗 [邱佳信等，健脾中藥防治消化道惡性腫瘤的作用原理研究，上海中醫藥雜誌 1987 (6)：45]。以胃癌細胞及 V79 細胞為工具，在應用健脾類中藥後加用細胞週期特異性 (S 期) 抗癌藥物 5-fu 做培養實驗，提示健脾中藥對胃癌細胞具有殺傷增效作用 ($P<0.05$)，對 V79 細胞具有保護作用。進而採用人胃癌細胞 SGC-7901 裸鼠實驗中健脾作用為主中藥組的血行轉移率、腹水出現率及腹膜轉移數等，均低於對照組，表明健脾法具有一定的抗轉移作用的分子生物學基礎 [沈克平，邱佳信治療

胃癌的研究思路，上海中醫藥雜誌 1999（8）：21]。

領域專家探討複方中藥白龍（當歸、白英、龍葵）對人胃癌 BGC82-3G1 期細胞週期蛋白激酶抑制因子（CKI）p16INK4a、p21 以及 Rb、c-myc 等基因轉錄的影響和 cAMP-PKA 訊號通路的調節關係。結果是中藥白龍對 G1 期細胞 p16INK4a 表達有強烈促進作用，mRNA 和蛋白含量均顯著升高；處理細胞的同時加入 PNA 抑制劑阻斷該訊號通路後，白龍作用喪失，p16INK4amRNA 的表達同樣在白龍作用的同時阻斷訊號通路，則白龍的上述作用隨之喪失，可以說白龍可以透過影響 BGC82-3G1 期細胞中眾多抑癌基因（包括 p16INK4a、p21、Rb）和癌基因（包括 c-myc）的轉錄發揮抑瘤生理效應，而這種變化發生的機制是 cAMP-PKA 訊號通路的調節機制密切相關的。人胃癌 BGC82-3 細胞惡性增殖具有明顯的抑制作用 [劉軍等，複方中藥白龍對人胃癌 BGC82-3 細胞惡性增殖表型的影響，中國中西醫結合雜誌 1999（7）418、（1）：613]。

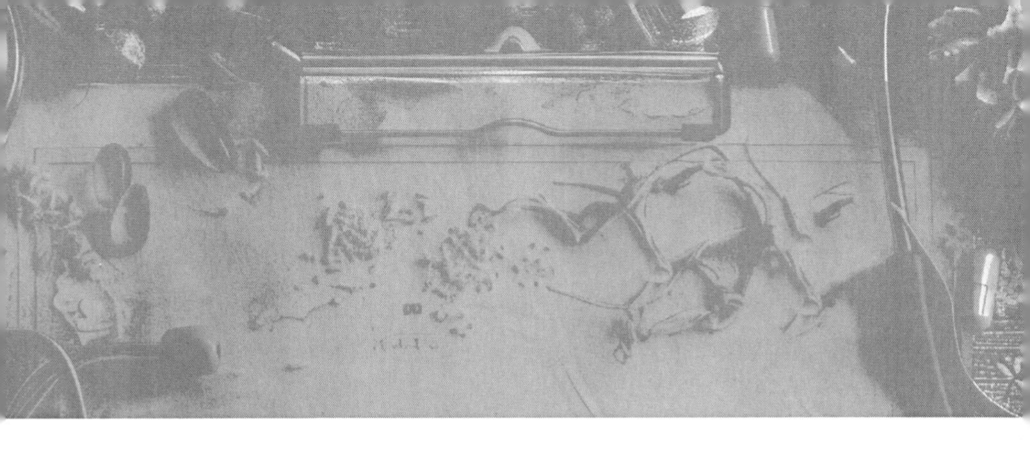

第五章　鼻咽癌

鼻咽癌是發生於鼻咽腔上皮的惡性腫瘤，東亞、西亞是世界發生率最高的地區之一，尤其是華裔。在現代醫學治療的同時配合中醫藥治療能明顯增加療效，減少不良副作用，增高生活品質。中醫、西醫和中西醫結合作了大量的研究，一方面向患者及家屬簡介鼻咽癌療效，化療手術治療的一些方處方法，中醫藥膳(食療)。另一方面，列出當今這方面相關的科學研究的資料供醫生參考。

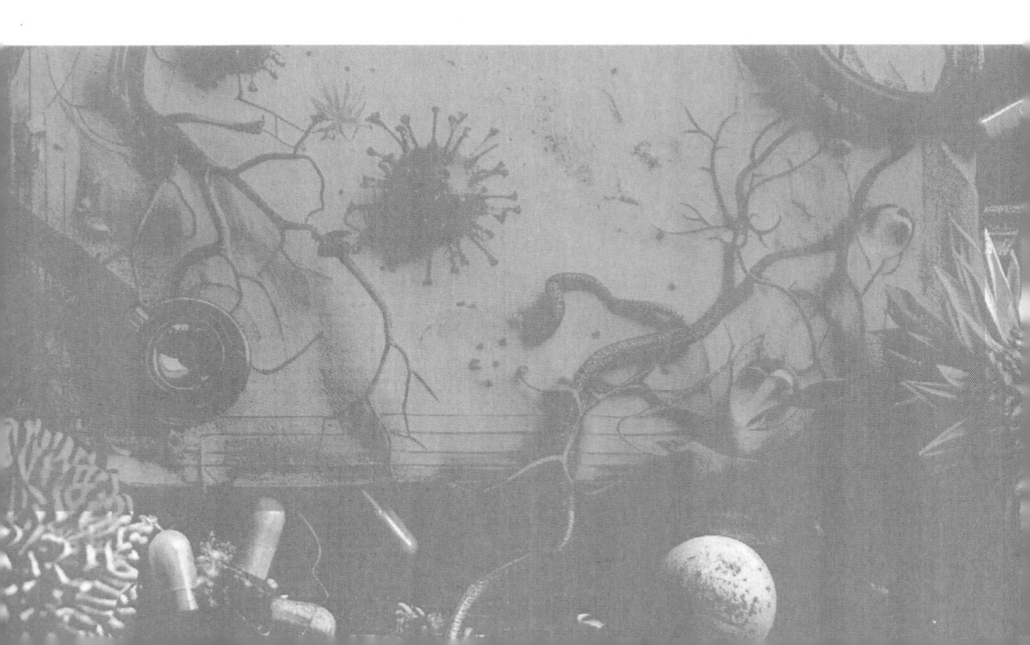

1. 自我保健知識

1.1 鼻咽癌的中醫輔助治療概說

中藥處方和藥膳輔助鼻咽癌的放療、化療和術療，重心在於提高機體正氣（體質水平、免疫功能和抗病能力），有益氣養血，滋陰補腎，潤肺健脾等方面作用。實驗證實，黃耆、麥門冬、枸杞、人蔘（圖 6、19、23、27）、女貞子、山藥、蟲草對免疫能力低下者，有促進免疫的作用；而當歸、赤芍、川芎、花粉等對免疫功能過分亢奮者，有抑制免疫作用，而枸杞、田七、黨參等中藥具有雙相調節免疫功能的作用。西醫的目的著眼於直接殺死腫瘤細胞，而中醫中藥配合，作用在於減少西醫治療過程中的不良副作用，幫助患者渡過放療、化療難關，有利於重建腎上腺皮質功能和恢復骨髓造血功能，調整功能，恢復人體正氣以提高和鞏固臨床療效，延長存活率，增進生活品質。

1.2 鼻咽癌放療方

鼻咽癌絕大多是低分化鱗狀細胞癌，對放射線較敏感。因此放射治療是目前該病的首選治療方式。治療效果也較好，但放療後主要副作用為耗津氣，傷陰液，從肺陰傷及到腎陰，均可嚴重地耗損，根據病情的輕重可分如下兩種方劑。

1.2.1　鼻咽放療方

鼻咽癌放射治療以後，可見口乾舌燥，咽喉腫痛，口腔糜爛，乾咳食減，大便乾燥，小便黃澀，心煩失眠，故在鼻咽癌放療方中用玄參 30 克、麥門冬 15 克、枸杞 15 克（圖 22、19、23）等藥物配套為養陰生津，清調肺腎。並兼用引經藥物引入肺經鼻竅，以增加療效，一般應從放療的第一天開始，全程使用，每天一劑，「鼻咽放療方」以水淹過藥渣，煎沸半小時亦可，翻渣二次，共三煎，早、中、晚各一次，進行完放療以後可二天服一劑。除了「鼻咽放療方」煎水服用外，可用其方藥膳方燉鴨（去皮），或瘦肉，或排骨等燉湯為藥膳，除枸杞（圖 23）外的藥物與肉同時下鍋，燉 1.5-2.5 小時，快起鍋時後下枸杞，即可食用。可佐餐為湯菜，亦可單獨為飲。若沒有時間嫌煎煮麻煩，可直接散劑藥為粉，每次 10 克以沖服白開水服用，當然沖服蜂蜜水更好。

若用素食者，可用「鼻咽放療方」散劑（此方均為植物草藥）。亦可以用此方能燉蓮藕、葛根（粉葛）、荸薺等素藥膳。

1.2.2　鼻咽癌三療方

鼻咽癌放射治療後有的人有嚴重的副作用，乾渴難忍，煩熱失眠，吞嚥困難，飲食難入，大小便燥熱，此時已致肺腎陰虛，急者用「鼻咽癌三療（放療、化療、手術）方」，以靈芝（圖 24）15 克、西洋參 10 克等藥物配合燉甲魚（一隻）急救陰為要，中醫所說「壯水制火」（增加水分津液等陰液，以制燥熱烈火的意思）。適用於鼻咽癌化療後或放療又化療的人之嚴重的不良副作用，如脫髮白髮，神疲消瘦，口味不好，食少納差等病變。放化療後長期不良反應，甚至一蹶不振，健康難復，此時也宜「鼻咽癌三療方」此方作散劑、煎劑和藥膳均可。方中主要用古代「仙藥」的靈芝 15 ～ 20 克和補氣見長的黃耆 10 ～ 15 克（圖 26、30）等數味藥物配伍方，以挽回頹勢。素食者可用葛根、花粉等根莖類燉湯，非素食者可用雞、鴨、肉燉湯，若能以紫河車（人胎盤）燉湯則補益效果更好。

1.3　鼻咽癌化療方

鼻咽癌進行化學治療只能造成緩解和姑息作用，也常與其他療法配合，理論上化療能控制遠端轉移灶，聯合運用優於單純放療。但化療不良副作用主要在於骨髓抑制作用和消化道反應，嚴重者常常不能堅持使化療失敗。也宜配合中藥處方及藥膳治療扶持正氣，減毒增效，以完成化療療程。

鼻咽化療方在鼻咽癌用化學藥物以後常出現睏倦乏力，噁心嘔吐、腹瀉食少和脫髮等反應，宜服用薏仁 30 ～ 50 克，茯苓 10 克（圖 18、9）等健脾和胃，再加入鼻部引經藥物，並與解毒配合的組方為鼻咽化療方。煎湯應配合化療過程每週 3-5 副散劑，每次 10 ～ 15 克，日 2-3 次。燉湯可廣泛用雞、鴨、肉等食物，用方法同鼻咽放療方，素食亦可燉素湯如前。

1.4　鼻咽癌術療方

手術治療鼻咽癌非首先選擇的方法，若放療再復發，或遠端轉移灶等不得已而用之。手術後一是嚴重損傷正氣，降低免疫功能；二是傷及血分，易形成瘀血，中藥藥膳亦配合這兩方面而立方用藥。

鼻咽癌手術雖然不多，損傷則不少，扶正祛邪，以蟲草 5 ～ 15 克 (圖 28) 扶正為主，同時養血活血選田七 5 ～ 12 克 (圖 12) 等藥物即可生新血，又可以化瘀血，再配合其他數味藥物，對鼻咽癌手術後康復作用，其煎湯，散劑和藥膳方法同前。

1.5　鼻咽癌用方注意

1.5.1　鼻咽癌方的用法

上述鼻咽四個處方即可作湯劑，也可作藥膳，若嫌煎煮麻煩，亦可作為散劑或蜜膏。散劑能服一個月，散劑服法是每次一湯勺，約 10 ～ 15 克，日三次調白開水，沖服或調和於蜂蜜中一併服用。當然以煎劑為湯的效果為好，尤其放療後。

1.5.2 紫舌活血化瘀

鼻咽癌患者尤其是放療的出現青紫色，是瘀血內停，可在加入活血化瘀的藥物，諸如當歸、雞血藤 (圖 17)、丹蔘 (圖 10)、田七 (圖 12) 等為好。

2. 科學研究背景

2.1 中西醫結合調治鼻咽癌的科學研究概況

鼻咽癌治療，尤其是放射治療中醫配合治療，由於效果好，是中西醫結合研究最多的病種之一。初步收集資料顯示，這方面的論文不少於 200 篇，如《中醫呼吸病學·鼻咽癌》(中國醫藥科技出版社 1994：717) 引文有 19 篇。再如「中醫藥對鼻咽癌放療減毒增效的研究概況」[中醫雜誌 1999 (5)：309] 引行文達 35 篇。「論補腎養陰治療鼻咽癌的現況及研究前瞻」(中西醫結合雜誌 2002)，收入鼻咽癌放療驗方 24 方，其他治療方 37 方，涉及論文 86 篇。

中醫治療鼻咽癌研究主要有三個方面：①單獨中醫藥治療鼻咽癌的辨證論治的臨床觀察及個案。如「234 例鼻咽癌病人的舌象觀察」[福建中醫藥 1989 (4)：24]，「中醫藥治療鼻咽癌 50 例療效報告」[雲南中醫雜誌 1998 (3)：10] 等。②中醫藥配合放療化療和術療中的增效減毒的大量研究。如「放射加中藥治療鼻咽癌生存五年以上 200 例療效分析」[新中醫 1990 (9)：35]。「地龍複方丹蔘、野木瓜對鼻咽癌放射增效的前瞻性研究 —— 附 557 例短期療效分析」[中國腫瘤臨床 1996 (7)：

483]，而且近年觀察的病例有相當大的規模。③中藥時鼻咽癌的藥理研究，如「黃耆對EB病毒核抗原IgA抗體陽性的作用」[上海醫科大學學報1991（2）：90]，「寧夏枸杞對二基亞硝胺治癌作用影響的預防」[陝西中醫19978（4）：184]等。

2.2　鼻咽癌放療配合中醫療效研究

養陰清熱，滋補肺腎的藥物配合鼻咽癌放療，有大量臨床實踐，二、三十來年的反覆觀察，可以完全肯定其增效毒作用。如「扶正健脾湯辨證防治534例癌症化療副反應的觀察」[中西醫結合防治腫瘤，中國醫學科學院腫瘤醫院孫燕等主編，北京醫科大學中國醫科大學聯合出版社1995：132]。

當然對一般人而言在鼻咽放療方及藥膳中，應選擇藥性平和、可口易得的中藥配伍，如麥門冬、枸杞(圖19、23)、西洋參、白茅根等藥物，並用引入鼻竅的引經藥物。這方面不論臨床和動物實驗都有不少的科學研究論證支持，如「玄參麥(冬)甘草桔(梗)東加減治療放射性口咽炎60例」[中國中西醫結合雜誌1997（8）：477]；「枸杞(圖23)精抗惡性腫瘤作用的研究」[現代應用藥學1995（3）：10]；「中藥抗癌的實驗研究」[中國中醫基礎醫學雜誌1997：3（6）：32]。

僅以麥門冬(即麥門冬，圖19)治鼻咽癌放療為例，麥門冬複方案例150例，10年存活率達30%；另有226例，總有效率87%[北京中醫1995(6)：15]、[中國中西醫結合雜誌

1996：607] 多地試驗均有良好療效，尤其與鼻咽癌單純放療組比較，相當明顯。其他藥物研究限於篇幅從略。

2.3 鼻咽癌化學配合中藥的療效研究

鼻咽癌化療往往用於遠端轉移的晚期病人和反覆放療的病人，故中醫輔助治療顯得重要，透過扶正去邪，健脾益氣減輕不良副作用。靈芝對中期鼻咽癌化療後體質虛弱，消化道反應強烈，白血球下降，骨髓造血功能抑制均有一定的治療作用（抗腫瘤中藥的臨床應用，人民衛生出版社 1998：385）。採用「複方要素膳（黨參、杞子、茯苓、黃耆、天冬、花粉和高能要素等組成）對鼻咽癌放化療患者治療的輔助作用」[廣州中醫藥大學學報 1998（3）：3]，其結果表明中藥配合化療組 15 例比放療組 17 例，在降低細胞亞群中的 CD8，提高 CD4l/CD8 比值，及穩定 NK 細胞活性有良好的作用。

以「薏仁配合化學藥物治療晚期鼻咽癌的治療觀察」[中國中西醫結合雜誌 2000（3）：195]，將 60 例鼻咽癌患者隨機分為一半，實驗組每天上午空服單味薏仁（即薏仁，圖 18）100 克煎劑，配合化療，短期療效緩解症狀有效率 91%，而非薏仁的化療組 61%；在噁心、嘔吐、脫髮、貧血和 WBC 下降等不良副作用方面，薏仁組均較輕。在免疫功能的實驗中，CD3、CD4、CD4/CD8，IL-2 和 NK 細胞活性回升等薏仁組為好。長期療效，隨訪 1 年，化療組無瘤生存 0 例、病情穩定 17 例、惡化 7 例、死亡 6 例；薏仁組分別是 4、21、3、2 例。生活品質按照好、中、差 3 個等級分組，化療組分別為 9、9、6 例，薏仁組 20、6、2 例，上述四項兩組比較均有顯著性差異 ($P < 0.05$)。

2.4　鼻咽癌手術治療配合中藥

鼻咽癌手術治療是不得已之舉，病例亦少，未見中醫藥配合治療這方面成批的病例觀察文章，但在實際臨床實踐中也多配合中藥治療。實踐中有兩種治療策略：一是採用蟲草、川貝 (圖 28、24) 等補益性較高扶正的藥物，因為，鼻咽癌晚期及手術打擊，正氣普遍低下。二是手術必出血，且有瘀血，故常用田七、丹蔘 (圖 12、10) 等具有活血化瘀的抗癌中藥。這方面也有間接的實驗依據。如實驗表明冬蟲夏草素對人鼻咽癌細胞 (KB) 的生長有抑制作用 [中草藥，1980 (12)：525，Cancer Reseach，1997 (3))：3524]，「冬蟲夏草抗喉癌的研究」[白求恩醫科大學學報 ,1993 (1)：57]，利用體外細胞培養技術，檢測冬蟲夏草提取物對人喉癌細胞有抑制作用。

2.5　中藥輔療鼻咽癌參考

2.5.1　重視青紫色舌苔在癌症中診治意義

舌診上中醫有獨到見解，有關舌象的研究有統一觀察標準。研究中心對 16,865 例腫瘤患者舌象(包括舌質、舌體、舌苔、舌脈)進行觀察，並設立非腫瘤患者及健康人對照組。在鼻咽癌患者中尤其應注意青紫舌苔，加入清熱解毒(玄參、薏仁等)和活血化瘀(田七、丹皮等)藥物的效果更好。中醫臨床實踐證明，舌象變化能較客觀地反映從體氣血的盛衰、病邪的性質、病位的深淺、病情的進退以及判斷疾病的轉歸與預後。觀察 182 例鼻咽患者，放療後出現青紫舌約占 47.21%，青紫舌者復發率明顯高於非青紫舌者，五年存活率明顯低於非青紫舌者 ($P < 0.01$)，且肝、肺、骨等遠處轉移者較多。但用活血化瘀中藥治療後，青紫舌在 1 年內消退者，其五年、十年存活率明顯高於青紫舌不消退或 1 年後才消退者 ($P < 0.01$)，與非青紫舌者存活期基本一致。青紫舌與治療效果及存活率有密切關係。有必要將青紫舌消退與否及消退的時程作為臨床觀測預後的一個指標(中醫治癌學術會議，香港中文大學 2000：11)。

2.5.2　三療配合中醫宜及早

應該強調鼻咽癌放療、化療、術療均應配合中醫輔助治療，便能普通提高療效，而且採用和平的處方如藥膳方式，尤為穩妥可靠，無副作用。進行大量臨床研究後，結果表明中西醫結合治療鼻咽癌比單純西醫治療效果要好。據醫院統計單純放射治療鼻咽癌，其 10 年存活率為 27.3% [陳成飲等，中華放射學雜誌，1980（14）：47]。用扶正津湯配合放射治療鼻咽癌 150 例，其 10 年存活率為 30.8% [潘明繼等，中西醫結合雜誌，1995（2）：83]。另一醫院有單純放療的鼻咽癌住院病人 5,102 例，5 年存活率為 69.8%，10 年存活率為 52.7%，明顯高於單純放射治療。所以在放、化、術療時應儘早配合中醫藥治療。

2.5.3　中醫研究鼻咽症的深度

中醫藥治療鼻咽癌研究中，其廣度和深度不斷地拓展。如中藥複方「冬夏丸」(冬夏草、黃耆、山豆根、板蘭根、莢角等)對低分化鼻咽癌細胞系 (CNE-2Z)、高分化鼻咽癌細胞系 (CNE-1)等 6 株人腫瘤細胞系的作用。用微量板染色法和流式細胞術測定腫瘤細胞的生長和細胞週期分布，結果是中藥複方「冬夏丸」對 6 株人腫瘤細胞均有顯著的生長抑制效應，抑制率均隨藥物濃度的增加而增高；藥物使鼻咽癌細胞 G2 期增加並可誘導細胞凋亡 [黃培春等，中藥複方「冬夏丸」體外對 6 株人腫瘤細胞系作用的研究，腫瘤防治研究 1999（5）：330]。

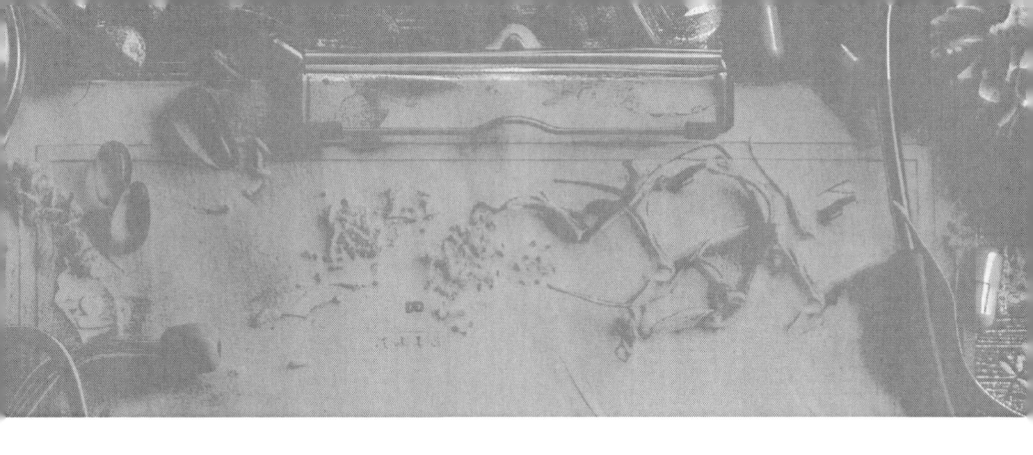

第六章　肝癌

肝癌是消化道的常見的惡性腫瘤，世界每年新發肝癌約 26 萬人。肝癌的發生率在男性惡性腫瘤中在多地都占高位，在臺灣占第四位。中西醫結合防治肝癌，不論配合手術防放療，或單獨辨證論治；不論臨床觀察療效，還是動物實驗性研究；不論是早期肝癌的綜合治療，還是晚期的止痛和消腹水等方面，都作了許多研究。

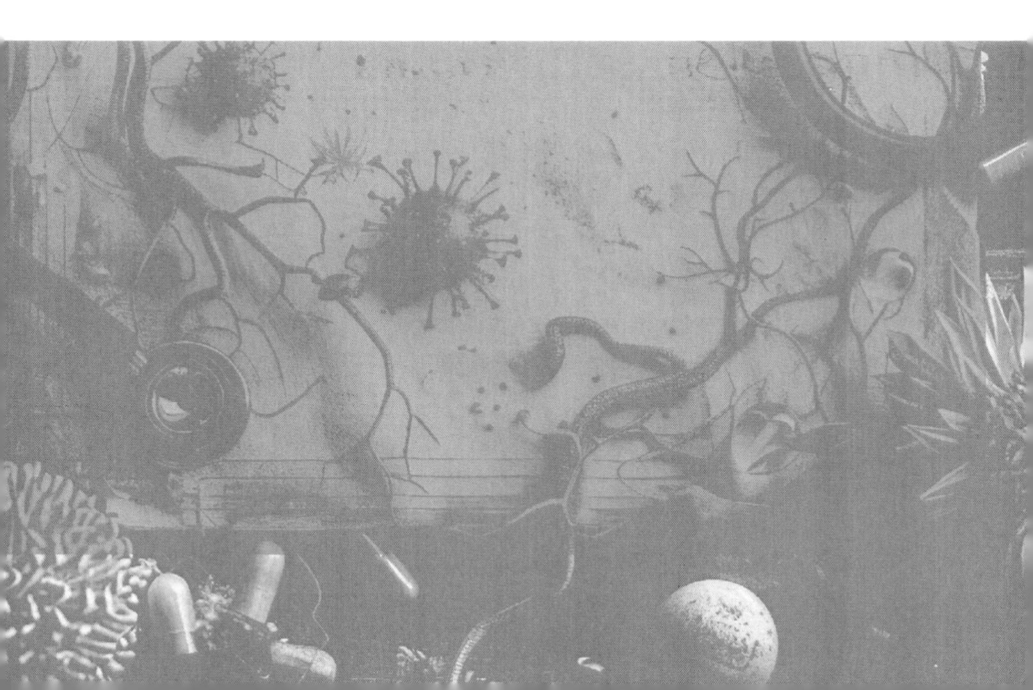

1. 自我保健知識

1.1 肝癌中醫康復概說

肝臟屬消化系統重要器官，作為人體的最大腺體，有化學工廠之稱的重要地位。原發性肝癌指肝細胞，或肝內膽管上皮細胞發生的惡性癌腫，對肝臟均有重大的損傷。中醫認為肝作為五臟之一，十分重要。肝癌形成除了對消化系統嚴重不良影響外，還有情緒心理（肝主疏洩）、血液循環（肝藏血）等多種功能受到嚴重的破壞。中醫藥的調治是整體調治，不只局限於具體肝癌細胞，是整體功能的調理。如最常用的小柴胡湯（柴胡、黃芩、黨參、生薑、大棗、甘草），原為少陽肝氣的和解之劑，現在亦用於防治肝癌，在中國、日本都具良好療效的研究成果。而中醫調治或者配合手術、放化療，不僅能增強抗癌效果，而且，還能夠恢復消化系統功能，提高患者免疫能力和整體的生活品質。下面著重介紹肝癌手術、放療、化療的中醫藥輔助治療的簡處方法，並交待其科學研究背景。

1.2　肝癌手術方

目前，外科手術治療仍是肝癌各種治療方法中長期療效最好的方法，對不能切除肝癌的採取外科治療，還有肝動脈結紮、肝動脈插管灌注化療，液態氮冷凍等，以使肝癌從不治之症變為部分可治之症，當手術配合中醫中藥綜合治療時，提高了部分可治的程度，降低了術後的復發率和轉移，提高了手術後的生活品質和存活期，這方面介紹二個處方。

1.2.1　　肝手術方

「肝手術方」以太子參、黃耆等補氣健脾藥各 15 ～ 30 克，白芍 10 克、丹蔘 15 克等補血生血的藥物組成，並加入肝經的引經藥物，以使藥入病灶所在地。此方可用於肝癌手術前，以改善肝功能，改善患者全身狀況，增強機體應激能力，為手術切除作準備;若作為手術後短期內的中醫藥治療，可促進機體恢復，改善或減輕手術後的某些不良反應，如低熱多汗、胃納減退、腹部脹氣、大便不暢等；若作為手術恢復後的長期應用中醫藥治療，可改善機體免疫狀況，減少復發和轉移，提高長期療效。若為術前最好將肝手術方製為湯劑，手術前每天一劑，翻渣 1-2 次，日服 2-3 次；若為手術後短期治療最好作成藥膳燉雞、鴨，重點喝肉湯；若為手術後長期恢復則食用散劑更方便，利於堅持長期服用。

1.2.2 肝癌三療方

對於體質較差，或手術後恢復不好，或放療、化療難以堅持，或患處疼痛不適，或血象一直難以恢復等可採用「肝癌三療方」。方中有黨參 20 克、白朮 10 克（圖 27、21）等補氣藥物，加重丹蔘、田七（圖 10、12）各 10 克補血藥物，併合用引經藥物。肝癌三療方服用方法同肝手術方。此方通過益氣健脾，促進「三療」（手術、放、化療）康復；透過活血化瘀，提高抗癌能力；透過疏肝理氣，恢復肝功能的損害；透過補血養血，改善免疫調節功能。這些處方都作了從臨床到基礎的一系列觀察實驗研究。

1.3 肝癌化療方

在肝癌手術切除的機會不多，放射治療亦多不敏感，所以多數病人皆有賴於化學藥物，常用 1.5- 氟尿嘧啶（5-Fluro-urscil，5-Fu）及其衍生物，其副反應有：全身乏力、頭暈神萎、心慌氣短、失眠多夢、食慾減退、噁心嘔吐、腹痛腹瀉、白血球下降及血小板減少等。在動物實驗中見到接種肝癌後因不耐化學毒性而死亡，而配合中藥則大為改觀，而且肝癌瘤體以明顯縮小。

當然，臨床上中藥配合化療著眼點在補脾益氣，清熱解毒，疏肝理氣，有針對肝癌化學藥物的不良副作用進行治療，其主方名為「肝化療方」，它由黨參 30 ～ 40 克、白朮 10 ～ 15 克（圖 27、21）等益脾補氣和柴胡 10 克、白芍 10 ～ 15 克等組成，疏肝養血提高免疫能力和恢復血象。肝化療方服法同前，即可煎單獨煎藥，可配合食物藥膳，亦可作散劑沖服。

1.4　肝放療方

放射治療是惡性腫瘤的局部控制和殺滅腫瘤的方法，肝癌方時治療是有選擇性，即使全身狀態是好的，放射治療導致的傷精傷陰現象仍十分明顯。

選擇玄參 30 克（圖 22）、生地黃 20 克等補養肝腎之陰的藥為肝放療方，並配合肝經引經藥物。直達其肝經，造成較好的治療效果。肝放療方服用方法同上，若為單獨煎湯，水沸開後宜於小火多煮到 45 分鐘，以使滋陰藥性充分煎煮出來；若為藥膳，除雞、鴨、肉外，可選用甲魚、墨魚等養陰更好；若為散劑，除白開水沖服外，更宜調蜂蜜並飲，以增強滋陰潤燥，清熱解毒的功效。

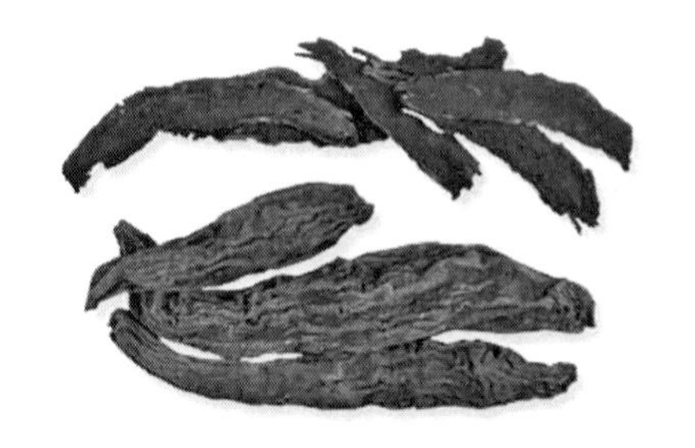

圖 22 玄參

1.5 肝癌保健注意

1.5.1 外部壞境和內部情緒的調理

肝癌產生與環境汙染、不良嗜好及過激的情緒均有密切關係，肝癌病人不可不知，應遠離工業廢物，化學致癌物質，禁用白酒、香菸、辣椒，慎服過硬、焦脆及辛辣等難消化食品。進餐時避免憂鬱憤怒，以防怒氣傷肝，引起不良後果。當然肝癌病人如有腫物劇痛、嘔血、便血時，應立刻速請醫生診治。

1.5.2 肝癌三療的飲食調理

肝癌配合手術，放化療治療時的飲食調養，可參考：

①手術後的飲食應以高蛋白、高維生素飲食為主，如豆腐、牛奶、雞蛋、香菇、豬肝、羊肝、山楂、香蕉、石榴等食品。

②化療時的飲食應以營養豐富、清淡爽口為好，如清燉鱉、鯽魚和薏米粥、山藥粉、杏仁霜、冬瓜、柳橙、蓮藕等。

③放射治療時的飲食應以營養豐富，而又滋潤的食品為食。宜加用粉葛、蓮藕、荸薺、白蘿蔔、西瓜、白梨、葡萄等新鮮蔬果。

1.5.3　戰勝肝癌前景與希望

肝癌是癌症中的頑症，但 20 世紀的後半期對肝癌的研究已使肝癌的發病因素較為明確，診斷技術亦較為進步，治療效果也在不斷地提高。相信隨著乙型、丙型肝炎疫苗的推廣，中西醫結合的發展並配合藥物運用的提高，並且關於糧食防黴、飲水淨化、酗酒、吸菸等問題的逐步解決，肝癌的發生率有望明顯下降。隨著基因診斷、基因治療的應用，肝癌有可能在尚未萌芽、尚未嚴重之時被發現、被治療。發生率將會明顯下降、治癒程度大大提高，在 21 世紀戰勝肝癌是有希望的 [楊秉輝，中國腫瘤 2000（1）：5]。

2. 科學研究背景

2.1 中西醫結合肝癌療效的提高

在中國中西結合治療肝癌進行了廣泛的臨床觀察如大量動物實驗，如《抗癌植物藥物及其驗方》[江西科學技術出版社 1998：823] 論述防治肝癌中藥 154 種（不包含龜板、海龍等動物藥物）。《腫瘤單驗方大全》（實際不可能是全部，中國中醫藥出版社 1998：420-508）整合 161 個肝癌的方劑及 144 篇文章。《腫瘤病良方 1500 首》（中國中醫藥出版社 1999：274-329）收集治療肝癌處方 150 個及 141 篇文章。其中有個人臨診心得，有效的單方、驗方，有單獨用中醫藥治療肝癌，更多廣泛配合手術、放療、化療的臨床觀察，有動物藥理實驗，及抗腫瘤藥物有效成分的研究。對提高臨床療效有正面的作用，也為肝癌處方應用奠定了基礎。

中西醫結合提高肝癌療效有從各個層面出發的研究，如「原發性肝癌中醫辨證分型病理生理學基礎探討」[趙英傑，新加坡中醫藥雜誌 1998（1）：22]。以具有活血化瘀兼清熱解毒作用的中藥（三稜、莪朮、赤芍、鱉甲、當歸、川芎、元胡、丹蔘、紫草根、白花蛇舌草、半枝蓮、蒲公英、豬苓、大黃）為方，隨症條症治療肝癌 7 例，中位數存活期 483 天，療效顯著優於西藥環磷醯胺對照組（P<0.05）[武巖，中醫診治原發性肝癌進展，新中醫 1984（8）：521]。對原發性肝癌Ⅱ、Ⅲ期患者，氣滯血瘀型中醫辨證治療，完全緩解 7 例，部分緩解 42 例，無效 60 例，惡化 44 例 [王天保，辨證施治原發性肝癌症 153 例，中醫研究 1999（6）：46]。用健脾化積湯（柴胡、白朮、赤芍、白芍、莪朮、八月札、當歸、黨參、雲苓、丹蔘、白花蛇舌草、薏仁、半枝蓮）水煎劑配合絲裂黴素、5- 氟尿嘧啶等，完全緩解 3 例，部分緩解 37 例，穩定 20 例，惡化 3 例。0.5、1 年存活率分別是 87.3%、42.9%。[王洪海，中西醫結合治療原發性肝癌例，中西醫結合肝病雜誌 1999（6）：64]。觀察晚期肝癌 165 例，院內死亡 65 例，死亡率 39.4%，平均存活期限 8.1 個月，中位存活期 7 個月，65 例病人中，45 例採用中藥治療，20 例採用單純西藥治療，平均存活期分別為 8.4 個月和 7.3 個月。65 例病人的直接死因分別為肝昏迷、上消化道大出血、肝腎症候群、肝破裂、呼吸衰竭、心衰竭等，其中採用中藥治療的 45 例病人，上消化道出血及肝破裂的發生率明顯低於單純西藥治療患者 [楊宗豔等，中藥治療 45 例肝癌患者死因分析，中醫雜誌 1997（4）：231]。

2.2 肝癌手術配合中醫的療效

肝癌外科手術結合中醫中藥治療方式有手術前、後配合；肝癌手術藥有短期中藥湯劑康復，有長期中藥丸散調理；尤其是手術未切除或不能徹底切除者，配合中藥保護肝功能效果更明顯。專家認為術前給予當歸六黃湯，術後早期給予生脈散，並調胃承氣東調整 [人蔘、當歸、麥門冬（圖 27、25、19）、五味子、大黃、枳殼、薏仁、仙鶴草等]，待病人復原後再攻補兼施，投以消積軟堅湯（白花蛇舌草、黨參、黃耆、當歸、白朮、枳實、三稜、莪朮、地鱉蟲、紅棗等）並隨症調整，療效可望提高。以補氣活血法（黃耆、甘草、當歸、川芎、莪朮、丹蔘、赤芍、生地黃、黨參和鱉甲煎丸）治療肝癌術後 18 例療效觀察，存活 1 年 2 例，2 年 3 例，3 年 7 例，4 年以上 6 例 [季平，河北中醫 1998（2）：84]。另以喜樹鹼配合手術治療肝癌 114 例，用藥前後比較，手術切除率分別為 19.4%和 50.4%，手術死亡率為 1.7%和 3.6%，術後 1 年存活率為 34.7%和 70.3%。[嚴濟邦等，喜樹鹼混懸劑結合外科手術治療原發性肝癌的療效分析，廣西衛生 1970（1）：9]。觀察肝癌切除術後 16 例服肝癌丸者，與術後 11 例不服用肝癌丸對比，其中位存活率用肝癌丸組明顯高於非肝癌丸組，差異顯著，證明術後服用中藥肝癌丸對延長存活期有一定作用。「中醫配合手術治療 20 例原發性肝癌觀察報告」[陳玉琨，中醫防治癌瘤薈萃，亞太新聞出版社 1999：69] 中，5 年以上 2 例，3-5 年 12 例，1-3 年 4 例，6 個月 -1 年 2 例，取得較滿意的效果。

專家認為術前、術後並用中醫中藥治療，可望提高手術切除率，促進術後康復，提高 5 年存活率，一般術前可用補中益氣湯（圖 6）等健肝益氣藥，以增強機體應激能力，術後可用小柴胡湯等促進機體及肝功能恢復（中西結合癌症研究，上海科技出版社 1998：200）。此外，可根據病人不同情況，採用活血經瘀多種方法綜合治療，以提高長期療效。

人們也對活血化瘀提高肝癌手術的機制進行了研究，某醫院觀察丹蔘對 SMMC-7721 肝癌細胞株（7721 細胞）侵襲黏附能力和對裸鼠人肝癌切除術後轉移復發的影響，結果表示：丹蔘處理的 7721 細胞 ICAM-1 表達明顯低於對照組，丹蔘可抑制 7721 細胞的侵襲能力，促進已黏附細胞的脫落，可抑制 7721 與 7721 細胞、淋巴細胞、內皮細胞的黏附，並對早期和晚期裸鼠人肝癌切除術後的肝內和遠處轉移復發有防治作用，所以丹蔘可抑制 SMMC-7721 細胞的侵襲黏附能力，防治裸鼠人肝癌切除術後的轉移復發 [孫婧景，丹蔘對肝癌轉移復發防治作用的研究，中國中西醫結合雜誌 1999（5）：292]。活血化瘀的研究還從「原發性肝癌與肝硬化血瘀證的血液流變學測定」[王榕平等，福建中醫 1999（3）：2] 進行探討。

2.3 肝癌化療配合中醫療效研究

肝癌化療中配合中藥，可減輕不良副作用，化療間隙期應用中藥可改善患者體質，為下一次化療作準備；化療結束後應用中藥，可鞏固療效，提高長期療效。以化療藥物加四君子湯 (圖 9) 調整中藥治療後，5 年存活率達 12%，還發現一些肝癌肺轉移患者，經以上治療後，肺轉移灶亦有可能全部消失，而得到較長期的生存 [葉維法等，肝膽腫瘤學，天津科技出版社 2000：335]。觀察慈丹膠囊 (莪朮、山慈菇、馬錢子、人工牛黃、黃耆、當歸) 輔助導管化療治療原發性肝癌 100 例 [中國中西醫結合雜誌 1999 (1)：50]，對瘤體客觀療效，治療組 100 例中 CR1 例，PR51 例，SD35 例，PD13 例，有效率 52%；對照組 100 例中 PR29 例，SD28 例，PD43 例，有效率 29%，經 Ridit 分析，兩組比較中藥治療組療效優於對照組 ($P<0.01$)。以丹芪抗癌散 (丹蔘、黃耆、白花蛇舌草、蛇毒、龍葵) 治療原發性肝癌例，治後中位存活期為 18 個月，而化療組僅為 6 個月，認為該方對肝細胞功能的恢復明顯優於化療組 ($P<0.05$)。運用軟堅散 (黃耆、茯苓、青皮、蒼朮、貝母、參三七、白花蛇、蚤休、鼠婦、玳瑁、鱉甲、連肉) 治療原發性肝癌 74 例，結果治癒 8 例，顯效 18 例，有效 40 例，無效 8 例，總有效率為 89.8%；觀察得出單用軟堅散對癌灶的穩定、縮小及消失有突出作用，並

有延長存活期及提高生活品質作用。以消症益肝片治療中晚期肝癌 31 例，另以西藥對症治療作對照組，結果治療組症狀緩解率（Ⅱ期為 87.5%，Ⅲ期為 53.3%）短期療效（Ⅱ期為 31.3% Ⅲ期為 21.7%）分別優於對照組，而 AFP 下降率、長期療效二組比較無明顯差異。用健肝軟堅丸：人蔘、田七、蜈蚣、蟾蜍等治療原發性肝癌 74 例，短期有效率為 75.5%，1 年存活率為 42.96%，其中有 3 例治後一年癌灶消失 [趙復錦，中醫治療原發性肝癌臨床研究進展，陝西中醫 1999 (4)：19]。以中藥辨證為主配合化療治療肝癌並與單純化療對照，中西結合組與化療組平均存活期分別為 12+ 月和 5+ 月，有效率分別為 88%和 27%，差異顯著。另觀察 37 例肝癌患者，在化療前兩天開始服用降逆湯（茯苓、旋覆花、甘草、焦三仙、刀豆，薑半夏、竹茹、柿蒂、代赭石、香櫞佛手、陳皮）每日 1 劑，7 劑為 1 療程（在進行化療前必須把 1 療程量全部服完），與 34 例對照組比較。結果表明配合中藥降逆湯，可減輕化療後出現的消化道副反應。

2.4　肝癌化療中醫配合療效

中醫藥的肝癌放射有增敏作用，由於腫瘤組織中乏氧細胞的存在，明顯減低了放射線對腫瘤細胞殺死的敏感性，中醫藥大多採用能改善微循環、增加血流量的藥物，目前比較肯定有放射增敏作用的藥物有：①活血化瘀類藥物，如田

三七 (圖 12)、桃仁、紅花、川芎、丹蔘、當歸等。在大白鼠 Walker 抑瘤實驗中，田三七加照射組的腫瘤抑制率明顯高於單純照射組，臨床觀察結果相同，表明田三七可能對電離輻射的滅癌效應起增強作用。川紅注射液減少了原發灶消失所需的放射劑量有一定的增敏作用，可能與川芎、紅花具擴張血管、增加血流量、降低血管阻力作用有關，血流量的增加川芎為 143%，紅花為 142%；血管阻力減低值，川芎為 59.0%紅花為 45.6%，說明活血化瘀類藥物的作用在於改善微循環，增加血流量，加快血流速度，破壞腫瘤組織周圍和內部纖維蛋白的聚集，從而改善缺氧狀態，增加放射敏感性。②健脾理氣類藥物，如黃耆、黨參、白朮、茯苓 (圖 6、27、21、9)、川樸、木香等。放射與健脾理氣藥同用，對裸小鼠人體肝癌抑制率最高，對癌細胞對數殺率也最大，小鼠存活期最長。健脾理氣中藥，可糾正荷瘤小鼠的高血黏狀態。還發現放射和四君子湯 (圖 9) 作用於不同的癌細胞週期，放療與四君子東加味中藥合用提高了原發性肝癌的臨床療效，提示四君子東加味對放射治療原發性肝癌有增敏作用。用放療結合中醫健脾理氣法，治後 1 年存活率達 64%。中位存活期 16.5 個月，存活期範圍 4-41 個月，對照組僅為 29%，6.5 月和 4-24 個月。另將放療、化療的例病人中醫辨證分甲組 (脾虛證) 和乙組 (痰溼凝聚、氣滯血瘀、肝腎陰虛三型)，甲組基本方用補中益氣湯 (圖 6)、當歸六黃湯或四君子東加金鈴子散，並加 1-2 味抗癌中藥；乙組三型分別且二陳湯或溫膽湯，血府（膈下）逐瘀湯或柴胡疏肝散、增液湯或一貫煎，結果是甲、乙兩組存活期分別為 416-7240 天和 54-402 天，平均為 1,957 天和 170 天，兩組比較有顯著性差異（P<0.001），提示脾虛型療效優於其他型 [劉芳芳，補益藥在原發性肝癌綜合治療中的應用，中醫雜誌 1989（5）：27]。

防治療副反應、併發症和後遺症均是中醫藥有所長之外，由於放射治療常使一些正常組織和器官受到照射損傷，導致腫瘤治療量和組織耐量之間的矛盾，不可避免地會產生局部和全身的放射反應，血象降低，免疫功能受到抑制等。中醫藥在放射防護有獨到之處，中醫認為放射線是一種熱性殺傷物質，所謂熱毒之邪，可使傷陰耗氣，損液灼津，傷害脾胃，影響氣血生化之源。臨床常見氣陰兩虛、氣虛血瘀、陰虧熱毒等症候，可根據不同部位和不同反應，以整體觀念和辨證論治為主導，採用不同的方藥進行治療。陰虛內熱陰虧熱毒者用「一貫煎（生地黃、麥門冬、枸杞、沙參）治療晚期肝癌癌性發熱」[福建中醫藥，1999（2）：10]。健脾理氣類中藥對放射引起的肝損害、免疫功能及症狀改善均有重要作用，可改善肝功能，增強免疫功能，防止遠處轉移，提高存活率，放療與健脾理氣藥綜合治療肝癌，5 年存活率可達 42.9%，中位存活期 53.4%，明顯高於對照組，養陰潤肺及活血化瘀藥，可減輕放療引起的肺纖維化（葉維法等，肝膽腫瘤學，天津科技出版社 2000：356)。胃腸道反應：可見食慾減退，噁心，嘔吐，消化不良，疲乏無力等，以健脾理氣和胃降逆，益氣養陰類中藥治療，可明顯減輕症狀，如放射加上四君子湯 (圖 9) 治療原發性肝癌，患者一般無副反應，約半數患者在放療期間食慾增加，約 1/3 患者體重明顯增加，原有的肝癌症狀則大大緩解。實驗表明，此類中藥能改善大白鼠胃腸循環，擴張局部血管，加速局部血流，增加消化道症狀相一致。常用藥物有黃耆、黨參、白朮、茯苓、沙參、麥門冬 (圖 6、21、9、14、19)、陳皮、竹茹、旋覆花，代赭石、淮山、雞內金、山楂、谷芽麥芽、六曲等。陳氏「中醫辨證配合放射治療原發發性肝癌的 31 例臨床觀察」[陳乃傑，腫瘤 1998 (4)：299] 與單純放療組 (22 例) 比較分別是肝區疼痛緩解率 71.4%、35.5%；食慾不振緩解率 40.0%、35.2%；疲乏無力緩解 60.6%、31.5%。兩組療後的症狀緩解率相比較有顯著性差異 ($P<0.05$)。

2.5 中西結合治肝癌參考

2.5.1 肝癌晚期的疼痛與腹水

肝癌晚期的疼痛和腹水是棘手的兩大難題。配合中醫藥內服外用均有一定效果，且已有不少研究。應用鎮痛橡皮膏 (生川烏、七葉一枝花、紅花、莪朮、丁香、薄荷腦、冰片等) 外貼治療肝癌等癌症所致疼痛 177 例，總有效率 92.65%。[劉嘉湘，蟾酥膏用於惡性腫瘤止痛的臨床觀察 —— 附 322 例隨機雙盲治療對照觀察，中醫雜誌 1998 (3)：30]。用神效止痛膏 (甘遂、乳香、沒藥，丹蔘、鱉甲、薑黃、馬錢子，鬱金、白芍、獨角蓮、全蠍、蘇木、蜈蚣、藿香、冰片) 製膏治療肝癌疼痛 68 例，結果顯效 41 例，好轉 19 例，無效 8 例，總有效率為 88.2%。「抗癌方治療晚期癌症 461 例臨床觀察」[湖南中醫雜誌 1999 (4)：4]，以疼痛程度、精神狀況等作為主要觀察指標，按 5 級評分法，根據積分值統計療效總有效率 96%。「如意金黃散外敷治療原發性肝癌疼痛 31 例報告」[腫瘤 1985 (6)：260] 中，顯效 24 例，有效 7 例。另用肝外 1 號方 (雄黃、明礬、青黛、芒硝、乳香、沒藥、冰片、血竭、米醋和豬膽汁調成糊狀) 主治晚期肝癌疼痛有效。[肝癌外治法簡介，浙江中醫雜誌 1984 (1)：462] 以自製消腫止痛膏 (馬錢子、膽南星、樟腦、丁香、乳香、沒藥、黃連、蟾蜍、斑蝥) 外敷止痛。用活蟾蜍 1 只去掉內臟加雄黃 30g 外敷 15-20min 即可產生鎮痛作用 [肝癌外敷鎮痛方，新中醫 1980 (3)：36]。

消水 II 號方 (黃耆、牽牛子、車前子、豬苓、桂枝、大腹皮、莪朮等) 是治療癌性腹水的中藥外用軟膏劑，臨床治療癌性腹水 47 例，顯效 10 例，有效 28 例，總有效率 80.8%。消水 II 號治療後腹水中癌細胞減少或消失，而淋巴細胞增多，動物實驗顯示，消水 II 號可使荷瘤小鼠的腹水瘤細胞形態上發生較明顯的退變壞死致變；小鼠腹水瘤細胞 RNA 和 DNA 含量較對照組下降，代表消水Ⅱ號可能抑制瘤細胞的核酸代謝 [中藥外敷治療癌性腹水的臨床及細胞學研究，中醫雜誌 1997（3）：165]。再如「中西醫結合治療各種胸水腹水 33 例」[陝西中醫，1999（6）：248]，運用中藥四逆散（白朮、柴胡、白芍、枳殼、黃耆、水蛭等）為主加西醫藥治療肝癌等各種不同原因胸水腹水 33 例。有效率 96.97%。均提示中西醫結合對肝癌腹水及疼痛有較好的作用。

2.5.2 中藥的肝癌介入治療

以動脈內灌注等方法對肝癌介入治療是目前中晚期肝癌最有效的姑息性治療方法，近十年來國內許多學者對中藥在肝癌介入治療中，對中藥抗腫瘤作用進行研究，其機制有：①對抗體的生成，細胞因子的產生和免疫效應的活性均有調整作用。②活血化瘀藥可阻止腫瘤區周圍纖維蛋白原沉積，使化療藥物和免疫活性物質進入腫瘤內部。③直接作用於腫瘤細胞，抑制其增殖，干擾腫瘤細胞代謝，誘發腫瘤細胞快速凋亡。當然尚有一些機制不十分清楚 [陳勇綜述「中藥在肝癌介入治療中的應用，胃腸病學和肝病學雜誌 1997（3）：267]。

中藥治療惡性腫瘤具有低度毒性，與化、放療等其他抗癌手段協同應用可有增效等優勢。將抗癌中藥引入惡性腫瘤的介入治療是一種中西醫結合療法，目前多用於肝癌的介入治療中。據 [超音波導向瘤體中心注射甲班蝥素治療中晚肝癌 41 例，人民軍醫 1993（9）：44]、 [肝動脈灌注活血藥治療晚期肝癌療效觀察，中國中西醫結合雜誌 1993（6）：330] 等人研究，列表如下：

肝癌介入治療中常用中藥製劑			
名稱	常用劑量	作用機制	不良副作用
斑蝥胺素	200-400mg	影響核酸及 蛋白質的合成	噁心嘔吐， 尿痛尿頻
基喜樹鹼	4-10mg	細胞毒作用	噁心嘔吐，血尿痛
香葉烯	600-800mg	干擾 DNA 合成， 促進細胞免疫	發熱，局部疼痛
康萊特注射液	100-200ml	抑瘤作用， 增強細胞免疫	無明顯不良副作用
鴉膽子乳 注射液	10-20ml	細胞不良副作用， 增強體液免疫	嘔吐，便血， 肝腎損傷
豬苓多醣	40mg	增強免疫功能， 抑瘤作用	無明顯毒作用

某醫院觀察原發性肝癌 25 例住院病人，從腹股溝動脈，用莪朮油 1-3ml 加碘油灌注，不使用化療藥物，短期療效按 WHO 所制定的瘤體判定標準，治療後完全緩解 1 例，部分緩解 9 例，微效 9 例，穩定 2 例，惡化 4 例，有效率為 40%（10/25），瘤體縮小率為 76%（19/25）。治療後瘤體平均為 6.96×7.97cm，較治療前縮小 24%，長期療效本組 25 例中，

半年存活率為 63.2%（12/19）；1 年存活率為 50%（6/12）[中藥莪朮油動脈灌注治療原發性肝癌的臨床研究，中醫雜誌 1999（1）：23]。用中藥消癌平針劑經肝動脈介入治療肝癌 31 例，並與化療介入 22 例作對照。結果表明臨床總有效率分別為 70.97%、40.91%，兩組比較 P ＜ 0.01。腫瘤的 PR+NC 分別為 67.74%、63.63%，兩組比較 P>0.05。治療平均生存天數為 226.07 天、118.38 天，兩組比較 P<0.01；KPS 評分部有效率分別為 80.65%、50.00%。證明中藥消癌平可改善臨床症狀和體徵，提高患者的生活品質，縮小或穩定病灶，延長存活期 [孫珏，中藥消癌平針劑以肝動脈介入治療轉移性肝癌的臨床研究，上海中醫藥雜誌 2000（1）：14]。

2.5.3 中藥治腫癌的機制研究

近十多年來中藥治療肝癌的機制研究，人們廣泛用動物模型，尤其是小鼠移植性肝癌（H22）模型，在中藥研究中及其廣泛的應用，從整體觀察到細胞、免疫、形態以及分子機制研究都作了不少研究。如小鼠用「恐傷腎」造成腎虛證的同時接種了肝癌（H22），腎虛組肝癌腫塊明顯長大，而用補腎陽（淫羊藿、巴戟天等）和滋腎陰（枸杞、菊花等）作為反證，再與腎虛組比較，癌塊僅為其 1/3、1/2[王米渠編，夜尿清爽腦腎的臨床與實驗研究，成都中醫藥大學等數據 2000：35]。

小鼠移植性肝癌（H22）模型在中醫藥抗癌作用的機制的

研究了，首先是中藥對肝細胞中的第二信使 cAMP、cGMP 含量，若「複方龍葵注射液對肝癌（H22）細胞的影響」[中國中西醫結合雜誌 1987（2）：97]，發現此藥對癌（H22）腹水型細胞的增殖有明顯的抑制作用。同時觀察到癌細胞膜表面上的 cAMP－磷酸二脂酶（cAMP-PDE）和（Na+-K+）-ATP 酶的活性明顯下降，膜表面上的微絨毛明顯消退。實驗結果說明，其抗癌機制可能是能過抑制膜表面的 cAMP-PDE 和 (Na+-K+)-ATP 酶活性以提高 cAMP 水平，調控細胞的增殖的分化。在中藥「奈特液對 H22 荷瘤小鼠 cAMP、cGMP 含量影響」[癌變．畸變．突變 1995（4）：228]，研究中觀察到用藥組肝臟及腫瘤組織內 cAMP 比腫瘤對照組均明顯升高，而 cAMP 含量則顯著降低，證實此藥能促進癌細胞發生逆轉，產生抗癌效應。

中藥抗癌機制另一方面是對肝癌細胞的 DNA、RNA 的合成及細胞癌細胞週期的影響，如重樓總皂苷體內體外均能阻止癌細胞 DNA、RNA 的形成，干擾其物質代謝，這可能是其延長 H22 動物腫瘤倍增時間，降低瘤重及瘤細胞數的原因之一。又有人發現丹蔘酮抗小鼠肝癌的作用，可能與抑制腫瘤細胞 DNA 的合成，增殖細胞核抗原（PCNA）表達及 DNA 多聚酶及活性有關 [丹蔘酮對肝癌作用和機制的初步研究，中華腫瘤雜誌 1996（6）：412]，中藥亦對小鼠 H22 腹水肝癌細胞週期有影響，如黃耆多醣抗肝癌作用機制之一，是對 H22 細胞週期中的兩個關鍵點，即在 GO/GI → S 和 G2 ＋ M → G0/G1 兩個水平上抑制了 H22 細胞的生長增殖。又如紅景天可抑制體外培養肝癌細胞於 S 期。

抗癌機制的第三方面是對荷瘤小鼠免疫功能的影響，在體實驗表明，小鼠腋窩皮下接種 H22 瘤細胞後，荷瘤小鼠脾臟、胸腺重量，脾淋巴細胞 3H-uR 摻入 cpm 值下降，單核巨噬細胞釋放腫瘤壞死因子（TNF）顯著減少，自然殺傷細胞 NK 活性、IL-2 活性明顯下降，但移植瘤細胞中 3H-uR 摻入 cm 值顯著升高，中藥安替可膠囊抗瘤的作用機制，可能就與其刺激機體釋放抗腫瘤細胞因子（如 TNF、NKC 和 IL-2），以及增強清除自由基（O_2 和 H_2O_2）和活性等有關 [王四旺等，安替可膠囊抗腫瘤作用的機制，第四軍醫大學學報 1997（4）：368]。

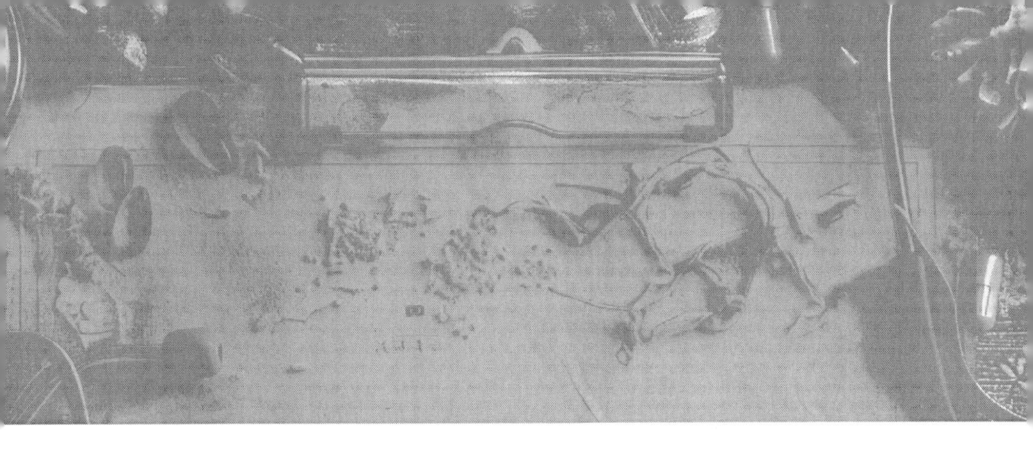

第七章　子宮頸癌

子宮頸癌是來自子宮頸上皮的惡性腫瘤，是婦女發病頻率高的癌症，宮頸癌在亞洲多國皆居婦科惡性腫瘤的前五位，在臺灣是女性十大癌症的第九位。近年早期診斷，用中西結合配合治療，患病率有明顯下降，療效明顯上升，中醫藥在內治、外用、在輔助手術、放化療中都發揮了很好的作用。

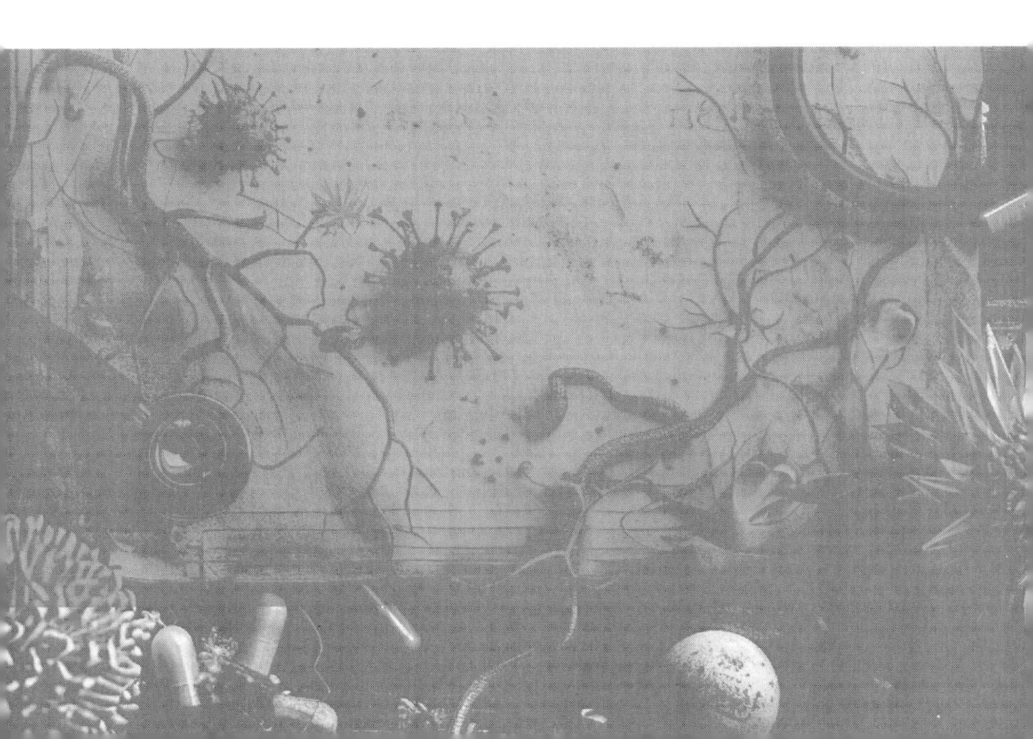

1. 自我保健知識

1.1 中西醫結合提高子宮頸癌療效

子宮頸癌發病機制比較複雜，至今仍未清楚，但已知與早婚、早育、早孕、多產；性行為過頻繁，有多個性伴侶，子宮頸糜爛，子宮頸裂傷及生殖器常感染及病症等因素有關。中醫認為這些病因，一則傷及正氣造成腎精虛損，二則肝經溼熱聚集於下，造成癌腫。針對這兩個方面中藥治療子宮頸癌，不外攻補二法。補法方藥有提高機體免疫功能，改善代謝狀況，增強垂體 —— 腎上腺皮質功能，保護骨髓功能，延長存活期等多種作用。而辨證治療宮頸癌晚期常用的六味地黃湯 (圖 7)、腎氣丸等經研床證實就有上述作用。以扶正片配合放療宮頸癌的臨床研究結果表明中藥可明顯提高療效。即使在攻法中常用的龍膽瀉肝湯等方亦證實不僅能瀉下實熱、消腫，也具有免疫調節的作用。對子宮頸癌廣泛地進行中西醫結合治療，有其優越性；綜合治療的運用能改善症狀，減少放、化療的不良副作用，增強機體抗癌能力，延長存活期，臨床多項實驗顯示，中西結合治療比單用手術放療，或單用中藥的對照組效果更好、療效更高，顯示出廣闊前景。

1.2　子宮頸癌手術的配合方

子宮頸癌手術治療被認為是較有效的方式，其手術適應證原則上限於 0- Ⅱ a 期患者。特殊情況另行考慮。年輕、卵巢無病變者，卵巢可保留，65 歲以上，體弱或伴心、肝、腎等器官疾病者，一般不宜手術。因手術損傷大，若配合中醫治療則可適當放寬手術範圍。中醫配合手術以補血益氣，活血化瘀，可考慮如下二種方法。

1.2.1　子宮頸手術方

子宮頸手術必定失血，宜直接補血，手術損傷亦耗其氣，宜於補氣；手術傷口易於血液滯留，形成瘀血，宜於活血化瘀。故選用當歸 10 克補血、黃耆 30 克補氣，丹蔘 15 克 (圖 25、30、10) 行血等一系列藥物，以康復術後氣血損傷，以袪除瘀血停滯，同時作為婦女特徵的子宮，宜用婦科行經藥物，以上數味配合，共為「子宮手術方」以作為康復子宮頸癌手術治療處方；當然也可以用於手術進行之前，使氣血充盈，正氣旺盛，以助手術順利進行。

子宮手術方的服用方法有三，其一是煎湯為飲，術後前 3-5 天可每日一劑，翻渣二次一日三次，以後可 2-3 天服一劑，手術前亦可 2-3 天服一劑。其二，作為藥膳，進行食療，可燉雞、瘦肉 1-3 斤每次一包，以飲湯為主，可佐三餐，亦可隨意服用。其三，若嫌煎湯麻煩可以直接將上述三種藥作為散劑，這種子宮手術方「藥粉」每次 10 ～ 15 克，沖白開水或蜂蜜水服用。

1.2.2 子宮頸癌三療方

對子宮頸癌手術後康復不理想，對於放療、化療的配合治療，可進一步選擇「子宮頸癌三療方」雖然它原則上仍是補氣補血，選藥的田七 10 克、靈芝 15 克（圖 12、26）等補益性更強藥物。增加了養陰補血藥物玄參 20 克及引經藥物。

子宮頸癌三療方的服用方法與子宮手術方的三種方法相同，如果是藥膳食療除了配雞、鴨、瘦肉煮湯外，還可以選擇章魚 50 克，或海參 50 克，或甲魚 1 隻配合子宮頸癌三療方，這樣養補陰養血的力量更強。以利於鞏固療效，減少癌症復發，造成扶正培本、增強免疫功能的作用。

1.3 子宮放療方

子宮頸癌的放射治療包括腔內放射（置於子宮腔及陰道內）和體外用鈷 -60 等遠距離盆腔外照射治療又分為根治性放療（單用放療）和術前後放射治療。術前放療目的在於縮小腫瘤，減少手術引起的癌細胞擴散，主要採用腔內放療。術後放療補充手術之不足，方要用體外照射。

放療期間及放療後均可配合中藥治療，可選用子宮放療方目的在於減輕放療反應，增加機體抵抗能力，使放療能順利進行。放療除了傷氣傷血外，更明顯地「火」邪傷陰傷及造血系統，故此方中重用玄參30克、生地黃24克，以養陰益精藥物，針對性地用子宮放療方進行治療，能減輕放療對造血系統的抑制，減輕放療產生的不良副作用，增強病灶對放療的敏感性。

「子宮放療」方服法與可參考「子宮頸癌三療方」、「子宮手術方」的服用方法。若為素食者可以選用冬瓜、荸薺、粉葛、蓮藕等燉素湯，亦可將此方作為散劑，「子宮放療方」均係為植物性草藥。

1.4　子宮化療方

子宮頸癌的化學治療多係輔助療法，用於較晚期或晚期病人作為姑息治療，一般與手術或放療聯合運用。一般以內髂動脈或下腹壁動脈插管化療療效為好，常用環磷醯胺 5- 氟尿嘧啶，但療效尚不十分理想。若能配合中藥治療一方面可增強療效，另一方面減少化學藥物的不良副作用，故「子宮化療方」選用黨參 24 克、茯苓 12 克（圖 9）等一組藥物並配合婦科的引經藥物。其服用方法同前。

1.5　子宮頸治療注意

1.5.1　子宮頸癌的食物調理

子宮頸癌病人應忌用菸酒、蔥、蒜、辣椒等乾燥辛辣之物，手術後多用豬肝、桑椹、黑芝麻、枸杞、青菜、蓮藕。放療時，可多食苦瓜、蓮藕、木耳、菠菜、冬瓜、石榴等。化療時應多食用山藥、赤小豆、薏米粥、胎盤、木耳、蓮藕、香蕉等。

1.5.2 陰道出血的處理

子宮頸癌病人在治療期及治療後都應注意陰部衛生，應進行陰道沖洗。子宮頸放療後，如有便血發生，應去醫院就診，如係直腸放療反應，應以中西結合進行治療。子宮頸癌治療後應定期進行陰道細胞抹片檢查和臨床檢查，若陰道不規則出血或觸接性出血，有可疑病變，應進行抹片或組織病檢。

2. 科學研究背景

2.1 概說

子宮頸癌治療近三十年來，進展很快，無論是西醫、中醫都希望作為攻克癌症為突破口，中西醫結合療法的早期診斷率、短期治癒率大大提高，死亡率明顯降低，這些最後攻克本病是有希望的。子宮頸癌與其他腫瘤不同，中藥即可內服又可外用，而且單用中醫藥治療和中西醫結合治療能獲痊癒的臨床案例並不少見。中藥外治子宮頸癌的製劑的方法較多，有藥物配合錐狀切除、局部敷貼、薰洗等多種形式，臨床實驗指出療效確切，如配合中醫辨證用藥、驗方內服等，效果更好。目前中醫藥治療子宮頸癌成果頗豐，證實中醫也能治癒癌症。

中醫治療子宮癌，不僅在早期療效明顯，也有益於中、晚期病人的長期療效及存活率。人們作過廣泛的觀察，如「中醫治療宮頸癌長期療效觀察 —— 附 90 例隨訪報告」[山西中醫 1992（3）：11]，「應用中藥催脫釘防治宮頸癌長期效果觀察」[中華腫瘤雜誌 1984（6）：450]；「中醫藥治療Ⅱ、Ⅲ期宮頸癌 30 例 10 年療效觀察」[中醫雜誌 1989（9）：

30]；「並用十全大補湯（黃耆、肉桂、黨參、白朮、茯苓、川芎、當歸、白芍、地黃、甘草）治療婦科惡性腫瘤的效果：對存活率的影響」[國外醫學，中醫中藥分冊 1996（3）：39]。子宮頸癌內服中藥，外用散劑亦有，「外用治癌散、內服抑癌片治療宮頸癌 71 例總結」[腫瘤防治研究 1979（1）：38]。「近年來中醫藥治療子宮頸癌的概況」[李應存，甘肅中醫 1996（1）：46]；總結形成一套「宮頸癌的診治原則」[浙江中醫學院學報 1996（6）：5]。《腫瘤單方驗方大全》（中國中醫出版社 1995：778-741）收集子宮瘤方 65 首，《腫瘤良方》（中國醫藥出版社 1999：436-473）收集子宮腫瘤方劑 97 方，透過 30 年對子宮頸癌之整合總結，其中新發展為一些專攻方等。如「早期宮頸癌方」、「子宮頸癌中晚期方」[上海中醫雜誌 1984（9）：10]「宮頸癌 1 號煎」、「宮頸 1 號」[浙江中醫學院學報 1991（1）：55] 等。

2.2　中醫配合子宮頸癌手術治療

中藥配合現代醫學手術治療子宮頸癌所提高的療效體現在多方面，在手術前服中藥提高正氣水準改善體質狀況利於手術進行，在手術後配合可鞏固療效，解除手術後的副作用，如用宮頸 1 號方（黃耆、當歸、水蛭、三稜、莪朮、知母、穿山甲、香附、黨參、桃仁、雞內金等）益氣養陰，活血化瘀，扶正抗癌。對子宮頸癌手術後康復，可鞏固療效，增強免疫功能，減少復發或轉移，造成扶正培本，延長存活期或根治作用。

以龍蛇消瘤方（白花蛇舌草、海龍、水蛭、全蟲、虻蟲、乳香、沒藥、丹皮、龍膽草、黃柏、露蜂房）內服，兼中藥局部外用，其中部分病人配合手術，共觀察 34 例宮頸癌，短期治癒 17 例，顯效 8 例、有效 5 例、無效 4 例，總有效率 88% ［辨證治療中晚期子宮癌 34 例，黑龍江中醫藥 1986（2）：22］。有人觀察配合中醫藥在子宮頸癌手術前用藥也利於手術前的準備，以減輕手術操作難度，促進手術後斷端癒合。「麝膽栓緩解中晚期宮頸癌臨床症狀的療效觀察」［北京中醫 1995（4）：26］，子宮癌手術後常可見出現尿瘻、水腫、痛疼、出血、腸麻痺等副作用，人們也配合中醫藥治療並取得療效，如「中西醫結合治癒宮頸癌根治術後輸尿管陰道瘻的臨床分析 —— 附 5 例觀察」［中醫藥研究 1997（6）：33］，「中藥治療宮頸癌根治術後尿瘻」［中醫藥研究 1999（6）：34］，「柴苓湯對宮頸癌治療後併發下肢水腫的效果［國外醫學中醫中藥分冊 1996（3）：39］。另外，有人用「中藥錐狀切除治療慢性宮頸疾患 93 例療效觀察」結果顯示：中藥錐狀切除療法療效確切，可消除宮頸癌發病有關因素，有效地降低子宮頸癌的發生率［九江醫學 1995（3）：138］。

子宮體癌手術後復發配合中醫治療亦有相關案例，如某病患一年前開始出現左腿疼痛，之前曾有陰道排液，量多色黃，後確診為「子宮體癌」。1 月進行手術治療。術後進行雷射治療。三、四個月後，腿疼加重。後經醫院檢查診為子宮體癌術後再發。現覺腿疼、腓骨下端尤為明顯，左腿為重，行走不便，形體瘦羸，面色枯白，聲息怯弱，陰有少量黃色液排出。舌苔垢膩，脈沉弦而數。辨證為溼熱內盛，蘊積成毒，搏結肝膽，下注衝任，傷及帶脈，侵淫胞脈所致。宜清除溼毒，宜通經絡。主要藥方調整為忍冬、連翹、蒲公英、敗醬草、薏仁、萹蓄、五加皮、桑寄生、生白芍、全蟲、海藻、昆布等，小金丹 6 粒隨藥吞服。共診 18 次，服藥 53 劑，治療約 9 個月，病基本痊癒。後經某腫瘤中心檢查，結果為：「抹片鏡檢未見細胞」。數年後隨訪見步履如常，身體健壯，已能上街買菜而無所苦，未見復發。[肖承宗，馬龍伯教授治療婦科腫瘤驗案，北京中醫學院學報 1983（3）：30]。

2.3　中藥輔助子宮頸癌的放療研究

子宮頸放射治療配合中藥，在臨床觀察和動物實驗都有了一定的研究。如某醫院觀察 43 例晚期宮頸癌放療，對患者分組為加服中藥扶正活力片，或西藥與單純放療 3 組，作血清丙二醛（MDA）含量的動態檢測。結果表明，放療加服扶正活力片組血清 MDA 含量明顯低於放療加西藥組（P<0.01），而健康對照組 MDA 明顯低於宮頸癌放療患者（P<0.001）。3 組療效比較結果顯示，扶正活力片對減輕放療

對胃腸引起的不良反應以提高患者存活率，其作用機制可能與抗脂質過氧化作用有關 [扶正活力片對晚期宮頸癌患者血清 MDA 及療效的觀察，蘇州醫學院學報 1996（6）：114]。日本臨床實驗指出，子宮頸癌患者接受 60Co 射線治療，照射前一天至照射後 5 周口服人蔘粉末，每天 5g，血小板恢復較對照組加快，其他地黃、黃耆、阿膠、枸杞子、女貞子、玄參等藥，對放射治療的保護作用也有相關佐證。另外，關於複方製劑的研究也多見。

動物實驗進一步證明，補益藥大多可以增強人體的免疫功能，提高白血球數量，提高淋巴細化率。研究發現，成年小鼠受照射後腹腔注射黃耆多醣 3 天，可使存活率提高、增強、脾造血數增多、外周血白血球數增加，說明黃耆多醣可加速造血幹細胞的增周節造血微循環，促進造血功能的恢復。「補中益氣湯」(圖 6，黃耆、人蔘、當歸、升麻、柴胡、白朮、桔皮、甘草) 對 60Co 射線全身照射 3GY 的小鼠，可明顯促進其白血球的恢復，也能促進造血細胞的分化增殖。中藥複方劑 (黃耆、紅花、三稜、菟絲子、金銀花、茜草) 供實驗動物照射時服用，結果臨床症狀和體徵也有所減輕，造血功能恢復也有所加快 [谷銑之等，癌症與放射治療，中國計量出版社 1992：125]。

中醫治療子宮頸癌中有大量的臨床個案，在《中醫治癌大全》中就有 35 例。如某病人，在某醫院確診為「子宮頸癌，III期。」於確診後數月在某醫院作放射治療三個療程以上，療後病灶未能完全消除。病人已呈現形體虛弱、氣短乏力、面色無華，腰痛腿軟、行走困難、帶下膿血惡臭。舌質淡，苔白，脈細弱。白血球2000/公釐3，生育過多，加之放射治療，已耗傷氣血津液，辨證為氣血虧虛、肝腎不足。治以益氣養血，滋補肝腎，佐以抗瘤之法：生黃耆、黨參、當歸、雲苓、山藥、熟地黃、杜仲、枸杞子、天花粉、土茯苓、白花蛇舌草、蚤休、益母草、生牡蠣、水紅花子、抽葫蘆、丹蔘、夏枯草、柴胡、白芍、服藥二週後，血象正常再服用內服藥及外用藥3個月後，病人體力逐漸增強，諸症均有好轉，帶下惡血減少。連續服藥3年後，開始間斷服藥。八年後在某醫院複查發現，病灶已消除，未發現其他異常[郭福魁等，婦科生殖器管惡性腫瘤治驗舉隅，北京中醫1987（2）：44]。

2.4　子宮頸癌化療配合中藥治療

化學治療在子宮頸癌中僅為輔助治療的手段，而且效果並不理想，故中醫藥對化療的集中觀察亦不多見，僅有個案。如患者於做人工流產術後半月流血不止，到某醫院作婦科檢查，取病理活檢診斷為「子宮絨毛膜癌」。在該醫院行子宮全切術，術後情況尚好，只是長期食欲不振。三年後患者突感腹痛、頭暈、噁心，同時發現外陰部有鴿卵大小包塊，懷疑是腫瘤轉移，遂去某醫院婦科檢查，發現右側小腹內有一個 3×3.5 公分腫塊，外陰部則見 2×2.5 公分腫塊，局部表面呈紫色，取標本活檢為「子宮絨毛膜癌術後轉移」而作化療。但病情未見好轉，患者反感到自感周身不適，軟弱無力，噁心嘔吐，腹痛加劇，腫塊未見縮小，反有增大。患者後至中醫院就診。見慢性病容，面色少華，形體瘦弱、頭暈目眩、噁心嘔吐、二便尚可，脈弦細，舌淡紅少苔。證屬肝鬱氣滯，氣血兩虛。治以疏肝散結，雙補氣血，處方用柴胡、川楝子、元胡、當歸、丹蔘、鱉甲、煅牡蠣、甲珠、全蟲、旱蓮草、桂圓肉、熟地黃、薏仁、半枝蓮、急性子，每天一劑，水煎分 3 次服，並囑患者服藥期間停用其他療法。60 劑後，病情大有好轉，疼痛基本消失，包塊漸見縮小、質軟，此方藥連續服用近 5 月餘。手觸其腹部未見包塊，旋即囑患者去醫院檢查，結果腹內腫塊及外陰瘵腫塊均消失，外陰表皮正常，癌腫術後轉移基本治癒 [董瑞雄，子宮絨毛膜癌術後轉移治驗一則，中醫雜誌 1984（1）：34]。

中醫治療子宮頸癌也有一些食物治療，雖然作用是和緩的，一般也未作嚴格的科學研究，但是其中經驗仍有益，證實對手術放化療均可，如前面子宮癌三療方中所採用的海參、章魚、甲魚等作藥膳，有滋陰益氣的作用。《惡性腫瘤病中醫食療驗方》(遼寧科學科學技術出版社 1999：130) 記載子宮頸癌 30 方兩方。海參煮蘆筍，用海參 50 克溫水泡發，洗筍 100 克，洗淨切細。二味入鍋加油略炒，加水適量煮熟，放入蔥、薑、蒜共煮沸，加鹽、味精少量即可。每日 1 次，喝湯吃海參及蘆筍。海參性溫味甘鹹，益氣補陰，潤腸通便，海參素有抗腫瘤轉移和抑制腫瘤生長的作用。宮頸癌驗方之二是章魚煎，用章魚 5 隻，去內臟，洗淨，與白毛藤 30 克、茜草 20 克同入鍋中，加水適量，煮至章魚肉熟，去藥渣，酌加鹽，薑等調味品，喝湯吃肉，每日 1 次，連續 7 日。章魚性平味鹹，益氣養血，有抗腫癌和抗病毒的和緩功能。

2.5　子宮頸癌的中西結合研究參考

2.5.1　中藥外用治療

由於子宮頸癌可外部用藥，有利於中藥外敷，外薰、外洗等長處發揮。如以中藥三品治療早期宮頸癌的臨床觀察 [河北中醫 1989（4）：4]，三品方是將白砒、明礬分別研粉，加雄黃、沒藥壓製成厚 2mm、重 0.2g「三品餅」及長 20-25mm，直徑 3mm，重 0.2g「三品桿」。第一次在宮頸口上敷一枚「三品餅」，7-9 天後即可發生局部組織壞死脫落，休息 1-2 天後再上「三品桿」於宮頸管內，如此反覆上藥 5-12 次，至宮頸全部摧毀，宮頸管呈圓椎筒狀。待所上藥物組織吸收後、局部組織脫落前均敷換中藥「雙紫粉」（紫草、紫花地丁、草河車、黃柏、旱蓮草、冰片）。用藥時間在患者月經後

5-7 天至月經前 5 天。此方對於早期宮頸癌尤有效驗。

專治子宮頸癌的外用單方製劑很多，諸如外用「703」散（訶子、月石、烏梅肉、黃連、麝香）[浙江中醫學院學報 1991（1）：55]、「掌葉半夏方」治癌散、黃蜈散、信棗散、黑蒜膏、宮頸散等。還有局部注射製劑如 1%莪朮油、5%莪朮注射液、0.25%斑蝥素混懸液、農吉利生物鹼製劑、天南星製劑。此外，尚有輔助治療的燻洗療法，如紅花、白礬、瓦松、蛇床二黃外洗方（蛇床子、黃柏、青木香、明礬、苦參、黃連）[浙江中醫學院學報 1991（1）：55]。

2.5.2 中藥治療宮頸癌機制研究

由於中藥對宮頸癌有療效，也引起人們對其機制研究。如「宮頸 I 號栓阻斷宮頸癌發生的組織病理學、亞顯微結構及免疫組織化學的研究」[中國中醫藥科技 1999（5）：293] 發現 28 例宮頸癌前病變和原位癌的鱗狀上皮，經宮頸 I 號栓後，其細胞形態結構轉變正常，宮頸局部組織免疫功能增強，表明該藥有促使宮癌前病變和原位癌的細胞向良性轉化、阻斷宮頸癌發生的作用。研究者觀察三組中藥方對宮頸癌等裸鼠移植瘤的抑制效應，結果表明，種瘤細胞後，中藥組成瘤時間明顯慢於對照組，移植瘤體積及瘤重顯著低於對照組。最好的 NPC 抑制率達到 86.3%，宮頸癌抑制率為 77.0%。I 號方的抑瘤作用是十分明顯的。幾組中藥方抑制鼻咽癌和宮頸癌裸鼠移植瘤的療效觀察。另有研究觀察紅景天對人宮頸癌細胞及鼠移植性腫瘤抑制效應的研究 [長白山中醫藥研究與開發 1996（4）：32]，紅景天苷對人宮頸癌細胞 (Hela) 及小鼠移植性腫瘤模型的影響，實驗前摸索並確定該藥對 Hela 細胞的及荷瘤小鼠的實驗最佳劑量分別為 6μg/ml、150mg/kg，實驗組於接種 Hela 細胞的同時給藥；荷瘤小鼠於瘤結形成後給藥。透過對 Hela 細胞死亡率、生長速度、糖原含量、DNA 含量及荷瘤小鼠存活期、存活率、動態生存曲線，給藥前後腫瘤重量、體積的觀察測定，結果表明：該藥對上述細胞及移植性腫瘤均有顯著的損傷和抑制作用。實驗組小鼠 50%以上荷瘤消退以至消失，抑瘤率達 76.68%。

2.5.3　中醫治療子宮肌瘤的成果

中西醫結合在非手術治療子宮肌瘤取得較好成效，引起我們對子宮頸癌的思考，儘管子宮肌瘤是良性腫瘤，但極易與子宮頸癌等惡性腫瘤同時存在，而導致臨床上子宮頸癌的症狀被忽視 [連利娟，林巧稚婦科腫瘤學，第二版人民衛生出版社 2000：319]，若用中醫中藥診治子宮肌瘤的對於子宮頸癌的診治有莫大的好處。

中醫治療子宮肌瘤已有一定規律的觀察，如「婦瘤消（大劑量黃耆及當歸、穿山甲、鱉甲、龍骨、牡蠣、麝香等 15 味藥）治療子宮肌瘤 2,976 例療效觀察」[新中醫 1996（8）：45]

治癒 1939 例，好轉 923 例，總有效率 96.17%，2 個月為 1 療程。多數瘤體縮小或消失，其他包塊及臨床症狀亦隨之消失，緩解，認為此方藥有調節內分泌的功能。

「黃耆丸」(黃耆、半枝蓮、益母草、牡蠣、三稜、莪朮等 13 味藥)組方，研粉煉蜜為丸，治子宮肌瘤 50 例患者，痊癒 34 例，顯效、有效 10 例。隨訪治癒者 12 例中，有 3 例懷孕 [福建中醫藥 1994 (1)：15]。

另用中西醫結合方能以桂枝茯苓丸加鱉甲、穿山甲為主方，配合用維生素 A、維生素 B，維生素 E 口服，治療 28 例，治癒、好轉 26 例 (其中 17 例加用激素)。研究者認為中藥配合維生素治療能使肌瘤縮小，中藥配合激素治療能縮短療程。並據藥理研究，指出鱉甲有抑制結締組織增生和提高血漿蛋白作用，是散結消症之要藥 [中西藥結合治療子宮肌瘤 28 例臨床觀察，中國中西醫結合雜誌 1993 (3)：15]。

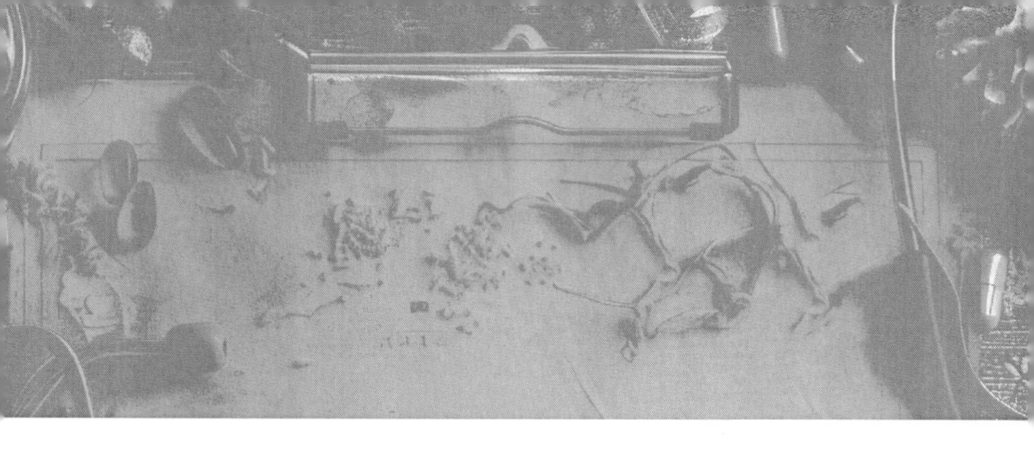

第八章　卵巢癌

卵巢癌是目前發生率處於上升超勢的一種惡性肺病，在多地都占女性癌症死亡的高位，在臺灣是女性十大癌症的第七位。而卵巢癌患病後的死亡率居婦科惡性腫瘤之首。因為其早期診斷、手術及放化療等都存在相當多問題，當今面臨著嚴峻的挑戰，而配合中醫藥治療，在減少手術治療的作用和化學治療的毒性；提高存活率和生活品質上都是一條有希望的途徑，尤其是晚期卵巢癌。

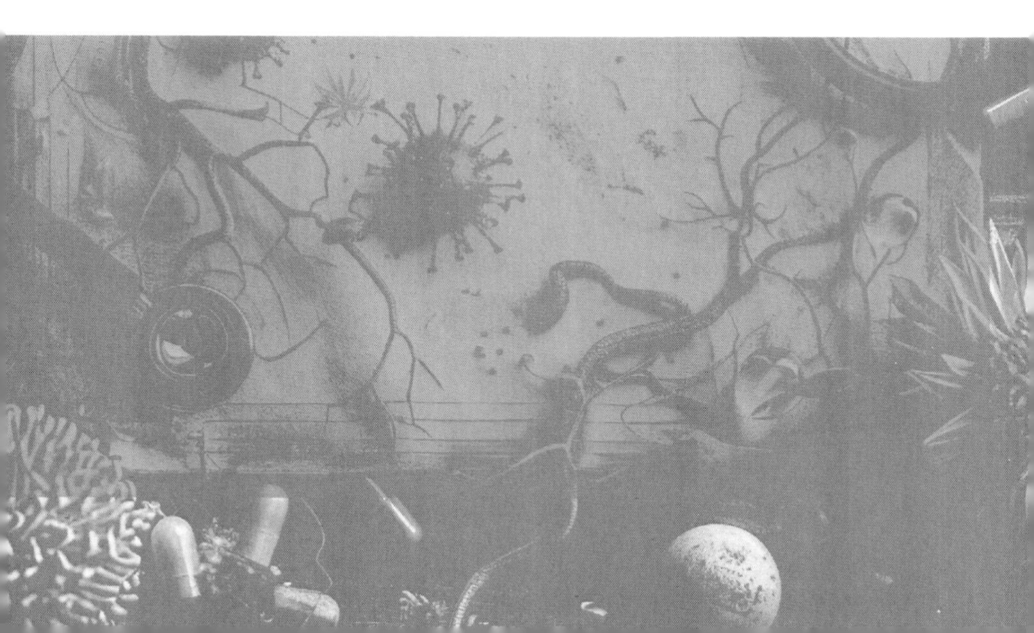

1. 自我保健知識

1.1　中醫藥配合西醫療效的提高

以中西醫綜合療卵巢癌已逐漸被愈來愈多的人接受，如手術後中藥治療、中藥配合術後放、化療，晚期不能手術者中西醫結合保守治療等。一些案例說明，中西醫綜合治療 5 年存活期優於單用西藥治療，證實中西醫結合的優越性，為臨床工作者提供了新的方向，為患者展示了新的希望。

1.2　卵巢癌手術方

卵巢癌的治療目前仍以手術為代表的綜合治療為主流方法，手術的綜合治療顯然包括放療、化療、內分泌治療和免疫治療等方法，但與中藥配合的治療具有更好的互補性，因為卵巢癌不論基本手術（子宮、附件和大網膜），或轉移灶切除術及淋巴結清除術都嚴重地損及體質（正氣），而中藥補氣扶正養血行血都極有利於術後的康復、療效的鞏固、創傷的修復。接下來介紹二個處方。

1.2.1　卵巢手術方

卵巢手術切除，第一要補氣扶正，可選用黃耆、黨參(圖 29、27)等藥各 15 ～ 20 克，第二要養血活血選取用丹蔘、當歸(圖 10、25)等藥各 10 克，並用益母草 10 克等婦科引經藥物，若能配合為「卵巢手術方」。簡而言之，以著名的當歸補血湯(黃耆、當歸)主體，以促進卵巢手術康復作用。若能配合用於手術前，可增強體質，便於手術切除；配合用於手術後，活血化治療，以控制殘留癌組織，增強氣血，防止復發及腹水產生。

卵巢手術方服用方式一般有四種：①煎湯為水劑，是常用的方法，手術前後三天每天各一副，每副煎三次，混合一起，早晚分兩次服盡；②「卵巢手術方」可以為散劑，每次粉 10 克，白開水或糖水吞服；③將此方為藥，可燉雞、鴨、肉等 500 克至 1,500 克，以飲湯為主，可配合餐為湯菜，亦可單飲其湯。若有條件能用中藥可在 50 克或胎盤一隻，「卵巢手術方」可則以臟補臟更好；④作為素食者可作素藥膳，如燉有清熱涼血的蓮藕、活血化瘀的荸薺、清熱生津的粉葛、解毒清暑的綠豆、清熱利溼的冬瓜等均可以為素藥膳，當然有開水沖服散劑最為方便。

1.2.2　卵巢癌三療方

卵巢癌三療方實際主要是手術治療和化學治療配合的醫治方便處方，它用於上方後效果不明顯，或手術化療形體大傷，或病程不穩定，或疾病起伏復發者宜於採用為宜，因為「卵巢癌三療方」不僅包括「卵巢手術方」中補氣和行血的作用，而且加強其補益和活血的作用如菌靈芝（圖 26）15 克補氣養神，田七 10 克活血生血等，並用益母草 10 克為婦科的引經藥物，以增強治療卵巢癌各方面療效。卵巢癌三療方，其服用方法，與卵巢手術方四點方法相同。

1.3 卵巢化療方

化療在卵巢癌的綜合治療中占一定地位，常與手術配合，由於化療的效果不明顯，目前已少用；但配合中醫藥的綜合則效果會有所提高，已成為晚期腫瘤病人延長壽命關鍵問題之一。

目前常用化療藥物有噻替哌、環磷醯胺、5- 氟尿嘧啶、放線菌素等，不論連續給藥還是間隔給藥。都對消化系統血液系統都有不同程度的副作用；引起噁心嘔吐，納食減少，消化不良，疼痛脹滿，白血球降低等。中醫用補氣健脾的藥物，如黨參、黃耆、白朮、茯苓（圖 9、29）等藥，每味可 10 ～ 20 克，以補氣健脾，降逆嘔吐，和中止痛，養血生血。能針對卵巢癌化療毒製作用配合為卵巢化療方，加入婦科引經藥物直達病因。此方的服法仍參考卵巢手術方的用法。

1.4 方藥的使用說明

1.4.1 治療和預防作用

卵巢癌深藏於腹部，早期診斷不容易，西醫治療難於入手。中醫強調預防「治未病」，即使在沒有明確診斷卵巢癌的情況下且可以服上述三種處方，因為中醫藥不是強調直接「殺死」癌細胞；而是整體的調整正氣，增強體質，疏通氣血，提高生活品質。所以在當下腹部出現不適、感覺疼透；或自覺腹部有腫塊，甚至有壓迫症狀；或月經及內分泌紊亂等現象，當然有必要檢查，同時不妨服中藥調理。

1.4.2 卵巢癌飲食保健

卵巢癌發現或作手術放療的多見氣血兩虛，就是說即有營養物質缺乏，又有機體功能障礙。在飲食調治上，既要注意適當補充營養、熱量，如高蛋白、高維生素食物，又要易於消化、清淡之物，應多食用新鮮蔬菜。當卵巢癌手術後尚應注意多服養血調經、滋補肝腎食品，如石榴、羅漢果、枸杞、無花果、香蕉、檸檬、葡萄、核桃、桑椹、黑芝麻、西瓜等，當然用這三種處方藥物，補益性更強，用冬瓜、黑木耳、蓮藕、菱角、綠豆、鯉魚、鯽魚等均可作湯，補益性更高。

1.4.3 全方位的調理和治療

卵巢癌產生原因不是單一的。治療方法也應多種多樣，全面調理，除了藥物外，卵腫瘤患者氣功療法:如十二段錦、太極拳、練功十八法、益智功、靜坐功等，但患者不應急於求成，堅持日久必有好處。

腹部疼痛時也可以外敷，介紹一種薏附子敗醬散：生薏仁 30-60g，熟附子 5-10g，敗醬草 15-30g，加青蔥、食鹽各 30g，加酒炒熱，乘熱以布包裹，外敷患處，上加熱水袋，使藥氣透入腹內。每次熨 1 小時，每日 2 次。

2. 科學研究背景

2.1 卵巢癌應儘早配合中藥治療

卵巢癌的特點是發現晚，擴散快，療效差，死亡率高，5年存活率低（25～30%）。就診發現時60～70%已屬晚期卵巢癌，其5年生存低於10%。若能配合中醫藥則有望提高5年存活率，並有減輕手術，化療的不良副作用，提高患者生活品質，這方面有一些驗方效方及臨床報告，如《腫瘤病良方1500首》（中國中醫藥出版社1999：474-493）就收集卵巢腫瘤方58種。

2.2 卵巢癌手術配合中藥的臨床現察

在卵巢癌的中西醫綜合治療上，多用於手術前後的綜合治療，或透過手術再化療配合中醫運用，臨床實踐證實對減少復發，提高免疫功能，延長存活期有良好療效。如19例卵巢癌術後以中藥人蔘、黃耆、茯苓、當歸、黃精、肉蓯蓉、菟絲子、阿膠等益氣補血滋腎健脾；用半枝蓮、蛇莓、蟾蜍皮、白花蛇舌草等抗癌藥物為輔進行治療，並配合西藥化療，結果治療後5年存活率達52%，這一結果高於一般單用西藥治療 25% -30%的臨床案例 [張鳳林，19 例卵巢癌術後的中西醫結合療，江蘇中醫 1993（12）：15]。

當然對於卵巢癌這類頑疾，有許多用中醫治療的個案，如右側卵巢無性細胞癌一例，患者僅 20 歲，在婦科檢查發現大量腹水，即入院。於 1 病理切片證實為右側卵巢無性細胞瘤，進行子宮及雙側附件全切。手術後作過 5-FU 等化療一個療程。出院時醫院認為其病人病的惡性程度較高，猜想生命維持僅有半年。初診時病人極度消瘦，精神差，胃納差，失眠，頭髮脫落嚴重、腰痠，不能坐。白血球低，血沉高。面色蒼黃，口咽乾燥，脈軟苔薄舌紅，乃以補氣血益脾腎並抗癌為方向。處方：太子參、丹蔘、茯神、炙甘草、白朮、黃耆、乾地黃、雞血藤、天冬、貓人蔘、半枝蓮、薏仁、炒麥芽等藥服藥半個月以後，面色漸正，胃納增加，睡眠亦安，腰痠減輕，白血球好轉，乃以後採上述處方在此範圍調整用藥。1 年後，檢查血沉白血球等均屬正常。病人恢復工作，健復如常，服藥至此文撰寫時歷時 6 年有餘 [腫瘤扶正祛邪治法蠡測，浙江中醫學院學報 1985（1）：35]。

2.3　卵巢癌化療配合中藥的臨床觀察

卵巢癌的化學治療或手術後化療配合中醫治療，減少化學藥物不良副作用，恢復細胞血象，提高生活品質。並作了一些臨床的觀察。如總結本病的術後化療反應，[上海中醫藥雜誌 1989（10）：17] 中醫治療有效 19 例，其中有黏液性囊腺癌 3 例，漿液性囊腺癌 5 例，乳突漿液性囊腺癌 6 例，顆粒細胞癌 2 例，轉移性腺癌 3 例，年齡 30 ～ 66 歲。化療方案是用 CAP（阿黴素 60 毫克 + 順鉑 60+CTx600 毫克，靜滴，1 次 / 月）11 例；用「噻口替哌」和「三本氧氨」聯合化療 1 例；單用「三苯氧氨」7 例，最長 12 療程，最短 2 療程。卵巢癌化療配合中醫用方還有：水蛭散 [新中醫 1975（5）：46]、丁香阿魏散 [黑龍江中醫藥 1984（4）：6]，腸覃湯 [山東中醫藥雜誌 1986（4）：48]、調理抗癌煎 [浙江中醫學院學報 1985（1）：1]、郭氏抗癌方 [北京中醫 1987（2）：44]、益氣養陰煎 [上海中醫藥雜誌 1984（8）：7]、半支花蛇湯 [雲南中醫學院學報 1987（1）：27]、烏梅玳冒散 [四川中醫 1989（1）：13] 等。用脫花煎（當歸，肉桂、川芎、牛膝、車前子、紅花等）治療卵巢畸胎瘤有效 [洪妙蘭等，上海中醫雜誌 1999（8）：333]。

在卵巢腫瘤中有的發現過晚而喪失手術條件，有的體質太差不宜放療，有的不願手術放化療，而就中醫治療。也有一些中醫藥治療卵巢的個案，如一病患月經延遲 10 餘日，突然出現腹痛劇烈。體檢超音波顯示左側附件可探及 3.9cmx-3.6cm 大小的混合物腫塊，西醫診斷：卵巢畸胎瘤。患者苔薄而乾，脈澀為癥（瘀血阻滯型癥瘕）。予脫花煎原方加王不留行、茜草、三七、益母草數十劑後，超音波複查顯示：子宮附件基本正常。隨訪時未見復發。又治另一病患。平時月經不調，婚後 2 年未孕，近日自覺小腹脹滿，右側小腹可觸及包塊，白帶增多。超音波示左側附件可見 6.2cm×5.7cm 低迴聲暗區，其內可見網狀纖細光帶，西醫診斷：卵巢畸胎瘤，患者舌紅邊有瘀點、苔膩，脈弦滑（氣滯血瘀，溼熱留阻）之癥瘕。予脫花東加減 30 劑後，超音波顯示縮小為 4.4cm×3.9cm，再續服 55 劑後，症狀、體徵消失。11 月 9 日超音波複查顯示：子宮附件正常。這些個案為我們進一步治療卵巢癌提供了更多資訊。

治療卵巢癌 19 例，按中醫辨證分為三型的氣陰兩虛型 15 型例（79%），用黨參、黃耆、白朮、白芍、天冬、麥門冬、杞子、天花粉、竹茹等），氣虛型 3 例（16%），常用補中益東加減。陰液虧耗型 1 例（5%），沙參麥門冬加天門冬、平時一日兩劑，化療時濃煎一劑。19 例自身對照，用中藥後前後，每次化療後白血球的平均值低於 4000/ 公釐 3 的有 12 例（63%），最低的 1700/ 公釐 3；用中藥後，白血球平均值低於 4000/ 公釐 3 的僅有 2 例（11%），最低為 2800/ 公釐 3。服中藥前、後的症狀例數分別為：整日頭暈 5：0 例，有時頭暈 8：6 例，無頭暈 6：13 例；嘔吐不能進食 4：0 例，嘔吐少食 2：6 例，無嘔吐 5：13 例；有腹痛 11：18 例；腹瀉 2：2 例。

同樣日本漢醫也觀察到，「加味歸脾湯對抗癌藥引起骨髓抑制的療效 3 例治驗」[井上滋夫，漢方醫學 1998（8）：

19]，其中有卵巢癌 2 例、子宮體癌復發 1 例，在整個治療過程中患者均並用 G-CSF。治療中配合給予加味歸脾湯顆粒劑(黃耆、當歸、白朮、茯神、龍眼、棗仁、木香等)治療 2-3 個療程。結果是用加味歸脾湯治療的 3 例患者的白血球數、血小板數從最低點開始迅速上升，達到最高點，加味歸脾湯治療時白血球數和血小板數的最低點高於非治療時，而且白血球數和血小板數的減少時間也有所縮短，從而使 G-CSF 減量成為可能。可以說加味歸脾湯對惡性腫瘤化學療法受限的主要原因之一 —— 血小板數減少有康復作用。

2.4 中醫結合防治卵巢癌參考

2.4.1 晚期卵巢癌的中醫治療

卵巢腫瘤種類繁多，居全身器官之首，可發生於任何年齡，而且卵巢癌深藏於盆腔，無法直接窺視，而且早期無症狀，又缺乏較好的早期診斷及鑑別的方法，以致確診時約 60-70%的卵巢癌患者已到晚期，手術、放化療都極其有限，而中醫藥若能發揮辨證論治的靈活性，扶正培本的調節合理性，組方用藥的多樣性，對改善晚期患者的生活品質、提高卵巢癌的 5 年存活率仍有正面意義 [苗厚潤，以中藥為主治療晚期卵巢癌例臨床療效觀察，天津中醫 1992 (3)：9]。

在廣泛的中西醫結合治療卵巢癌案例中有一些富有啟發的個案，如患者自感小腹部有一包塊，漸見增大，隨之疼痛增劇，遂到醫院檢查，為「卵巢黏液性囊腺癌」，結論是「子宮附件癌，已向盆側壁轉移，無法手術」。醫囑回家營養調理，以冀帶病延年。初診見患者消瘦，面色晦暗，臥床呻吟，小腹約有兩拳大一包塊脹痛，凹凸不平，發熱微汗，五心煩熱，夜間口乾咽燥，納差，七八日未解大便，舌質偏紅，苔少薄，脈沉細略數。診為血滯氣瘀之症塊。法以活血止痛軟堅通便為先。先後用增液承氣湯、桃仁承氣湯、抵當湯、桃紅四物、東加減，高麗參、桃仁、赤芍、大黃、芒硝、玄胡、五靈脂、當歸、木通、三稜、莪朮、當歸、赤芍、紅花、桃仁、枳殼、川牛膝、雲母石、陽起石等數十劑諸症解包塊縮小以後又研細末飯糊丸，日服三次，每次服用 18 克，溫開水送服。並針對病情，擬以養脾胃、滋肝腎為治，前後共服湯藥 30 餘劑，丸藥四料，小腹包塊逐漸縮小，飲食如常，小腹包塊尚殘存如雞卵大，但無任何不適，後年餘復訪，殘塊已經消失，繼兩次催促複查後，到醫學中心作脫落細胞檢查，未發現癌細胞，至今已 17 年仍健在 [周慕白，卵巢癌驗案一則，新中醫 1984（10）：15]。

2.4.2　注意舌脈中醫的獨到見解

腫瘤包括卵巢在內，中醫診斷以舌診研究為多，在臨床實踐中觀察到，癌症患者舌質顏色青紫和血沉快在反映復發擴散上有一定意義，中醫認為，經絡內屬臟腑，卵巢腫瘤等瘀滯往往透過經絡而反映到體表來，人體氣血也和舌色息息相關。因此，舌色的改變可經反應臟腑的病理情況，在癌腫復發擴散未能確定之前，即見青紫舌不變或加重，所以在一定程度上，舌象檢查可以補充現代醫學的不足，對某些疾病進行預報 [劉少翔等，舌色與血沉觀察癌症療效的探析，遼寧中醫 1991（77）：19]。

在談到卵巢癌等婦科種瘤的辨證施治這一問題時，應特別注意舌診與脈診在辨證中的重要作用，卵巢惡性腫瘤患者的舌質淡、舌體胖、花剝或裂紋者屬虛；舌質暗紅、絳、乾為有熱毒；舌質紫斑、瘀點為陰虧燥熱，或陰虛之候。脈象多見弦、滑、數細、弱幾種，弦、滑、數為氣血瘀滯，痰溼凝聚，但當癌疼時也會出現這種現象，細、弱、虛多屬於臟腑虛損，氣血虧虛。若體虛而脈盛，是熱毒之證，體虛而脈弱，則正氣不支，還應辨病所在，辨整體與局部，辨標本緩急和原則，針對病情採取手術、化療、放療、中藥治療等 [高耀潔等，實用中西結合婦產科學，河南科學技術出版社 1990：176]。

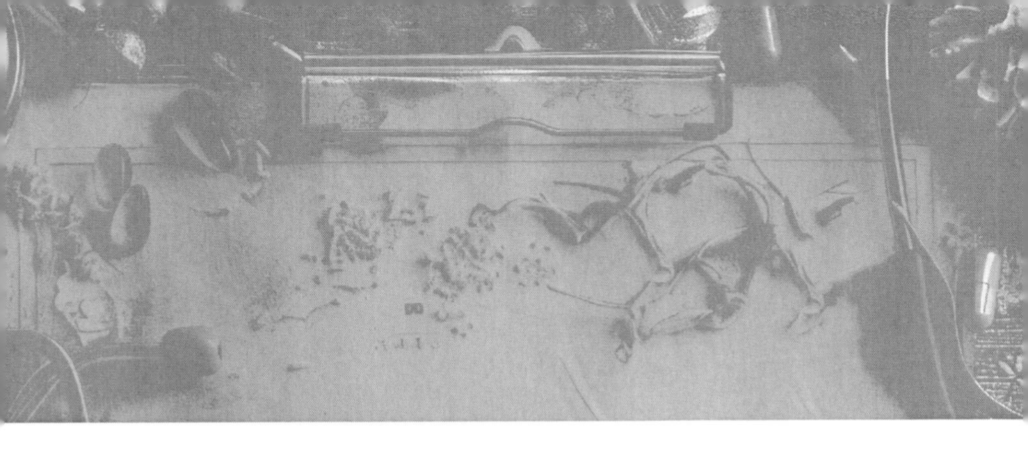

第九章　惡性淋巴瘤

惡性淋巴瘤是原發於淋巴結和淋巴組織的惡性腫瘤，是在臨床上與淋巴網狀系統增生有關的一組疾病，其發生率較高，多見於年齡 20 至 40 歲青壯年男性，占臺灣男性癌症中的第十位。中醫及中西結合治療中有較好療效個案達數百例。惡性淋巴瘤在放療、化療和手術療配合中醫中藥均能提高療效，減輕不良副作用，提高患者生活品質。

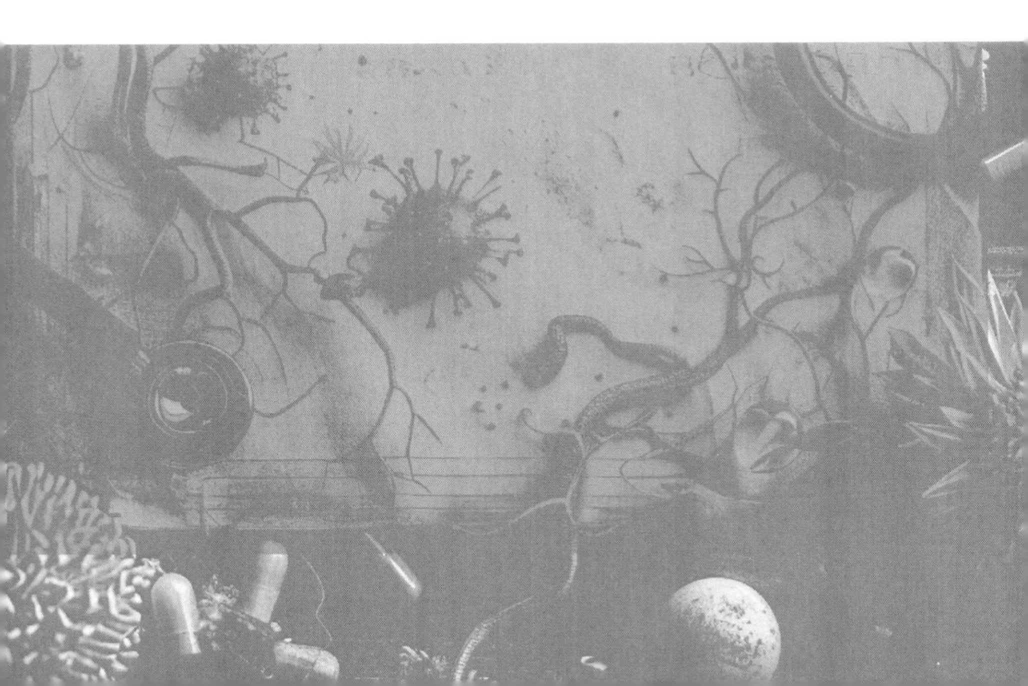

1. 自我保健知識

1.1 放化療中醫配合概說

惡性淋巴瘤近年由於改善化療、放療的方法，提高了療效，但不良副作用仍然存在。普遍配合中醫中藥治療惡性淋巴瘤。中醫藥對淋巴結腫大（頸、腋等），胃腸道症狀（食飲減少、噁心嘔吐等），肝脾腫大，血象下降，呼吸道症狀，骨髓疾病，皮膚損害，口鼻咽部症狀等方面改善均有良好效果。中醫藥主要作用不在於「殺」癌細胞，而在於調節機體，補益「正氣」。它主要表現在體質康復，血象的回升，免疫功能的提高，飲食的好轉等方面，如果西醫治療重點在於「殺死」癌細胞，而中醫作用為提高身體素質，那麼這正好是兩個不同層面，有著互補作用。這也為大量的臨床觀察和實驗所證明，中西結合療效最好，它比單獨的放化療和單純中醫治療療效更高。

1.2 惡性淋巴瘤化療方

惡性淋巴瘤的化學治療是目前的主要方法，原則上對何杰金氏症Ⅲ期和 HD 淋巴細胞衰減型縱隔大腫塊者應先化療，IV 期則應以化療為主。但化療後對消化、造血等功能有明顯的副作用。常見有食慾不振，噁心嘔吐，胸悶脘脹，便溏或祕結，白髮，脫髮，紅血球及血小板降低等，中醫認為是由於耗氣、傷陰、劫血，而出現脾腎兩虛的症候，治宜益脾氣、補血育精，常用歸脾丸、參苓白朮散、當歸補血湯、四物湯等成方，我們則針對惡性淋巴化療配合的兩個驗方。

1.2.1　淋巴化療方

淋巴化療針對化療後的消化系統和造血系統障礙，結合現代臨床研究，以益氣健脾的黨參 24 克，升氣補血的黃耆 24 克 (圖 27、29)，養血生血的白芍 10 克等，滋陰解毒的玄參 30 克等藥物組成，根據中醫理法方藥的理論配合伍，它涵了四君子 (圖 9)、四物湯等名方的意義。

淋巴化療方的服法有三，可有煎湯、藥膳、散劑等型式，首先是煎為湯劑，以水淹過藥渣，煎開後半小時即可，再翻渣二次。化療後可每天是 0.5-1 包，早晚服用；第二種是上方為散 (粉) 劑，每次約 10-15 克，早晚沖服白開水即可，當然將藥粉調到白開水或蜂蜜水中一併飲用亦可。第三種是用此方燉湯為藥膳，可燉鴨、雞、瘦肉、排骨等，每次 500-1,500 克均可，化療期間可一週 3-4 次。化療以後每週可 1-3 次。

1.2.2　淋巴癌三療甲方

對於體質差者，對正虛甚者，對於服上述方效果不明顯者；對於惡性淋巴瘤化療、放療、手術治療（簡稱「三療」）拖沓日久，難於康復者。可以進一步採用淋巴癌三療方，即在上方中加重扶正的藥物，每種可配加 5 ～ 15 克，並另配丹蔘（圖 10）15 克等養血藥物，因為一味丹蔘抵四物。其服用方法可有前三種方法，若為藥膳最好以甲魚（鱉、水魚）為湯，其補益更高。

1.3 惡性淋巴瘤放療方

在惡性淋巴瘤中何杰金氏症對放療敏感，如能掌握好放療劑量與範圍，對Ⅰ、Ⅱ、Ⅲ期患者均可望達到根治的效果。但放射治療在殺滅癌細胞的同時，其熱毒蓄積對正常細胞產生不良效應和破壞作用，稱為放射副反應。表現為白血球減少，也可見紅血球和血紅素減少，血小板下降，有出血傾向，表現出明顯的貧血症狀。常見乾咳咽痛，口乾欲飲，煩熱易怒，納呆失眠，舌紅無苔，脈細數者，中醫為陰虛血熱，治宜滋陰涼血，常用六味地黃丸（圖 7）、大補陰丸、杞菊地黃丸等名方成藥。

針對惡性淋巴放射治療後不良副作用，配有「淋巴放療方」的處方。它綜合現代的臨床觀察和藥理實驗，選用適應性廣泛、效果明顯的玄參（圖 22、108 頁）30 克為主藥，玄參可作用治「石疽」「惡瘤」「惡核」「疽癧」，可認為這包括了惡性淋巴瘤。它配合滋陰養血、清熱解毒的生地黃、麥門冬，天冬等藥各 10 ～ 20 克。其方的服用方法亦有煎藥、藥膳、散劑三種形式均可參考「淋巴化療方」。

1.4　惡性淋巴瘤用方說明

現在惡性淋巴瘤主要化療放療，而手術化療很少採用，放化療過程中配合中藥治療應注意如下幾個問題。

1.4.1　綜合調理

對於惡性淋巴瘤之類腫瘤，不能只圖單一種治療特殊療效，可一蹴而就治癒，在放療同時還應配合其他方面，進行綜合調理，才可望根本戰勝癌症。首先心理效應，若沒有戰勝癌症決心和長期抗戰的意志是不行的。藥物治療的同時可採用合適的氣功（郭林氣功、周天氣功等）、輕微的運動（游泳、散步、體操、太極拳等），全面提高生活品質，才利於逐漸戰勝疾病。

1.4.2　飲食療法

惡性淋巴瘤患者飲食治療不可講究，除了一般的多食富含維生素 A 和 C 的食物，少食辛辣刺激之品外，在化療期間患者脾腎已虛，氣血兩敗，宜選食血肉有情之品。飲食可選用甲魚、烏龜、鯉魚、鱔魚、兔肉等，也可以輪替這些食材燉「淋巴放療方」。食物還有香菇、乾長裙竹蓀、燕窩等。

惡性淋巴瘤病人在放療期間傷津耗陰，宜滋陰、生津、養血為主。可多吃新鮮瓜果蔬菜，如葡萄、蘋果、杏子等。也可服天冬汁（天冬 100 克榨汁）三汁飲（麥門冬 10 克、生地黃黃 15 克，煎濃汁、去渣、再煮成汁），頻頻飲用。

2. 科學研究背景

2.1 中西醫結合治療惡性淋巴瘤概說

對惡性淋巴瘤普遍進行綜合治療，近 20 年來，尤其對何杰金氏症的治療效果的提高，經過合理有效的放療、化療、中藥及針灸療法等綜合治療，有 60-80%的病人明顯有效，甚至有治癒者。中西醫結合臨床觀察中，治療水准不斷進步，觀察例數斷增多，試選要綜述如下。

採用中西結合的方法，辨證治療 12 例惡性淋巴結腫瘤在存 2 年以上 2 例，3 年以上 2 例，6 年以上 1 例，8 年以上 3 例，9 年以上 1 例，10 年以上 2 例 [莊芝華，上海中醫藥雜誌 1984（9）：7]。某醫院以天門冬、白花蛇舌草為主，中西結合療惡性淋巴瘤 41 例，臨床治癒率為 36.9%，顯效率為 22%，有效率為 29.3%，總有效率為 87.9%效果顯著，全無不良反應。「綜合治療惡性淋巴瘤 55 例臨床觀察」[蔡明明，江蘇中醫 1994（4）：5] 與對照組 50 例化療加放療比較，兩組總有效率分別是 85.5%與 62%，有顯著性差異 (P<0.05)。隨訪 5 年，兩組 1、2、3、5 年存活率分別為 67%與 66%，54%與 48%，45%與 24%，32%與 16%，兩組 3、5 年存活

率有顯著性差異 (P<0.05)。

「中西結合治療晚期惡性淋巴瘤 67 例療效觀察」(葛明莉等，山東省第四次腫瘤學論文選編 1990：196)，以病理分型分別採用了 COPP 及 COAP 方案治療，在化療同時，根據患者病情辨證論治，基本方劑為抗癌散及加味人工牛黃散加減。化療間歇期，著重給予扶正培本治療，基本方法為扶正沖劑。結果全部病例均完成全程化療，28 例何杰金氏症患者 26 例達到完全緩解。完全緩解率達 76%以上。300 例有鎖骨上淋巴結轉移的腫瘤病人，其中分為對症治療組 58 例單純中藥組 40 例，化療加中藥組 119 例，綜合治療組 31 例，放療加中藥組 37 例，它們有效率依次為 0.0%、12.5%、55.5%、74.2%、75.5%，所以對晚期癌證患者有鎖骨上淋巴結轉癌，盡量用中西結合綜合治療方法，尤其放療配合中藥治療 (崔惠娟、李佩文，鎖骨上淋巴結轉移癌的中西結合治療 300 例分析，北京中醫藥在大學四十週年論文集，學苑出版社 1996：793)。

2.2　惡性淋巴瘤化療配合中藥療效

惡性淋巴瘤化療的毒副反應 (集中表現在消化道和血液系統方面) 由於消化道上皮細胞代謝旺盛，增殖迅速，大量細胞處於增殖週期，對化療藥物特別敏感，容易受到化學藥物的直接殺傷，但又易而出現惡嘔吐、食慾減退、腹脹、乏力等消化障礙的表現，這些症狀中醫辨證為脾胃虛弱，採用中藥參苓白朮湯（人蔘、白朮、茯苓、薏仁、山藥、砂仁等）治療化療後腫瘤 40 例，其中惡性淋巴瘤 6 例，服用 CTX ADM VCR Pred)，採用自身對照的方法，結果中藥組有效率為 90.2%，西藥組有效率為 40%，兩組比較有顯著性差異 (P<0.01) [參苓白朮湯在惡性腫瘤化療中的臨床應用，雲南中醫中藥雜誌 1999；20（3）：24]，確實很多案例中，健脾益氣藥物對惡性淋巴瘤化療後消化障礙療效較好。

惡性淋巴瘤化療的另一個問題是引起骨髓造血功能不同程度的障礙，其主要表現為外周血白血球總數減少，血小板下降，紅血球、血紅素也減少等，臨床以頭目昏眩，少氣懶言，神疲乏力，面色無華等為主，成為影響化療的主要因素，甚至是治療失敗的最常見原因。應用養正升白湯（珠子參、黃耆、枸杞、女貞子、黃精、菟絲子、何首烏等藥物）治療惡性腫瘤患者（包括惡性淋巴瘤化療後白血球減少症 98 例，結果顯效 30 例，有效 50 例，無效 18 例，總有效率 81.6%，療效優於對照組 38 例（P<0.05）。還能明顯改善患者的頭昏、乏力、納差等臨床症狀。實驗研究顯示，該方能改善 CTX 損傷小鼠的一般情況，升高骨髓有核細胞，提高脾臟指數，減輕白血球下降幅度 [鄭顯明等，養正升白膠囊對腫瘤患者化療後白血球減少症的臨床和實驗研究，雲南中醫中藥雜誌 1999（3）：14]。

惡性淋巴瘤在化療過程中，在化療失敗後或化療的康復期都有不少案例。如一病人訴年餘前因頸部腫塊，發熱，納呆，經外院病理檢查為淋巴肉瘤，曾用化學藥物治療後腫物稍縮小，近半年用氮芥、環磷醯胺、長春新鹼、潑尼松等藥治療，腫塊仍繼續增大。後感頸部脹痛，口乾有痰，胸悶短氣，午後煩熱，夜間汗多，胃納稍呆，二便正常，舌質瘀紅、苔厚濁，脈滑弦略數。體查左、右頸腫物分別為 2×3 公分，1.5×2 公分，雙側頜下淋巴結 1×1 公分，雙鎖骨上三處淋巴結腫大為 1.5×1.5 公分，1×1.5 公分及 1×1 公分，左腋下腫塊 2×2 公分，雙側腹股溝淋巴結腫大成串如葡萄，質地皆硬實，診斷為惡核石疽，屬痰熱蓄瘀型，用浙貝（圖 24 右）、海藻、昆布、連翹、夏枯草、石上柏、丹參、白芍、生南星、生半夏、守宮、蜂蜜合犀黃丸治療。患者回家調養，複診時，自訴近兩年來僅服用上述處方，每月約服二十劑，症狀逐漸消失，腫塊明顯縮小，精神好，體重增加，體查左頸及右頸淋巴腫塊縮小為 1.5×1 及 1×1 公分，頜下、鎖骨上及腋下淋巴腫塊皆消失，雙側腹股溝可摸及數粒花生大淋巴結，現每週服藥二、三劑，已恢復正常工作 [惡性淋巴瘤的中醫治療，新中醫 1987（10）：25]。

2.3 惡性淋巴放療配合中醫療效

中醫認為，放射線可屬於「熱毒」範疇。皮膚經放射照射後，熱毒內侵，或蘊積於此，且熱邪內侵由此引起局部至全身的一系列不同程度的損害。主要病症為陰虛內熱，臨床證狀可見腫後盜汗，燥煩不寐，口乾舌燥。皮膚紅斑，大片潮紅，漸漸脫落，小便黃，大便結燥，舌紅少苔（無苔），可以酌用六味地黃丸（圖 7）、玄麥甘桔湯，增液湯、白虞湯，玉女煎等方。對惡性淋巴瘤盜汗症 16 例進行了辨證，為陰虛火旺型，用當歸六黃東加減；陽明裡熱型，用白虎東加減；營衛不和型，桂枝東加龍骨、牡蠣；陽虛自汗型用牡蠣散加減。經過辨證論治，平均服 3-4 帖中藥，盜汗可減大半，10 帖左右中藥可治癒盜汗 [鮑煒娟等，惡性淋巴瘤盜汗症的辨證論治，上海中醫藥雜誌 1991 （5）：8]。

《中醫治癌大成》（北京科學技術出版社 1995：1182-1211）書中收集近 40 年來惡性淋巴瘤 678 例治案，並收入書 36 例，其中有放療配合中藥治療的 5 例。試舉一患者 1971 年頸部淋巴結腫大 4×5 公分，活檢診斷為淋巴網狀細胞肉瘤（何杰金氏症），當時放療半月，白血球下降至 3000，放療被迫中斷。頸部淋巴結腫塊未消除。伴有不規則低熱，37.3C 左右，頭昏目眩，口乾咽燥，手足心熱，便乾，舌光剝，無苔，脈細數。用消惡性淋巴瘤方加天冬、鱉甲。隨症調整，曾用生地黃、北沙參、龜板、半枝蓮、半邊蓮、狗舌草等。共服200餘劑，腫塊消失，以所服中藥和丸1料，以後多年未治。後復發，頸部腫塊6×2公分，又服中藥1年餘消失，此後一直正常上班[消惡性淋巴瘤方治療惡性淋巴瘤11例，浙江中醫雜誌1988（8）：365]。

2.4　中西醫結合治療惡性淋巴瘤參考

2.4.1　中醫扶方與西藥抗癌互補作用

中西結合西藥抗癌抑癌，中醫提高免疫功能，各發揮其特長，中醫補氣補血，扶正為主；西醫放化療，以攻邪抗癌為主。當今腫瘤應是綜合治療不能單靠一種治療方法。舉例乳癌手術、鼻咽淋巴化療等，都是世界公認的方法，單憑西醫治療或中醫療法均難以根治。中醫藥治療能改善患者的生活品質，增強免疫功能，減少手術、放療、化療的副反應和復發以及遠處轉移，提高患者的長期療效和存活率。從形式和性質分析，西醫的放化療是針對腫瘤本身，是局部的治療；中醫補益脾腎，是考慮全身狀況，從整體出發。透過補患者正氣，以促使機體陰陽氣血、臟腑功能趨於平衡，再配合西醫的手術、放療、化療，就可能進一步提高療效。中醫、西醫，扶正、祛邪，各取所長，各得其所。祛邪即所以扶正，扶正亦正為祛邪。即使晚期癌腫，西醫不能奏效，中醫仍能運用。病至後期，體虛更不可伐，伐則傷正，補益正氣尤顯重要 [成斌，於爾辛教授中醫藥治療腫瘤病思路，上海中醫藥雜誌 1999（11）：17]。日本山下昌次對 26 例惡性淋巴瘤患者施行多種抗癌藥並用療法，其中 8 例在治療過程中並用人蔘養榮湯，比較它在產生骨髓抑制方面的產生差異，尤其是血小板的恢復。從這點出發也有類似的效果，「應用多種抗癌藥治療惡性淋巴瘤時並用人蔘養榮湯的效果」[日本東洋醫學雜誌 1995（5）：203]。

2.4.2　中醫療效機制的探索

隨著中西結合治療癌症深入，對惡性淋巴瘤及腫瘤中淋巴細胞機制也開始研究，有的研究具一定深度如乳癌患者血、癌組織、引流淋巴結中淋巴細胞功能相關抗原 CD11A、CD18、CD54 蛋白表達水平及化療和中藥益氣養血沖劑對其表達水準的影響。結果乳癌患者黏附分子水平明顯異常，免疫黏附功能障礙，化療在殺傷癌細胞黏附功能的同時，對機體免疫功能產生不良影響，益氣養血沖劑能夠改善化療後，乳癌患者淋巴細胞黏附功能等細胞免疫功能 [乳癌患者淋巴細胞功能相關抗原表達水平的臨床研究，中國中西醫結合雜誌 2000（2）：110]。

研究者針對當歸補血湯、黃耆當歸等對癌症淋巴細胞的影響進行觀察，服藥 15 日後觀察白血球總數和抹片進行 T

淋巴細胞明顯增加 [當歸補血湯對癌症淋巴細胞的影響，附 21 例分析，遼寧中醫雜誌 1993（11）：22]。

中藥癌症治療中扶正固本治則機制人們從多方面研究。固本袪痰 I 號配合化療治療惡性腫瘤，認為氣虛血瘀證及非氣虛血瘀證，同時存在血液流變學及免疫功能的異常，兩組 5 項結果比較均有顯著性差異（$P<0.05$）[固本袪痰 I 號配合化療治療惡性腫瘤的臨床及實驗研究，中國中西醫結合雜誌 1994（70）：392]。

2.4.3　中藥及有效成分的抗癌機制研究

目前中藥及其有效成分抗腫瘤的研究已達 520 種，其中一些涉及惡性淋巴瘤及淋巴細胞的機制研究，如丹蔘、人蔘、黃耆（圖 10、27、29）等藥物及白芍總苷、甘草甜素、薏仁醇、丹蔘酮等有效成分。如 35 例惡性淋巴瘤患者分組治療，結果表明丹蔘注射液對 COP 治方案有增效作用；丹蔘 COP 方案治療組血漿纖維蛋白原（Fg）療後較療前明顯降低（$P<0.01$），血漿 Fg 含量興效呈負相關，表示丹蔘的促纖組溶作用是其抗腫瘤作用的重要機制之一 [張玉五等，丹蔘對惡性淋巴瘤患者高血漿纖維蛋白原的影響，中西醫結合雜誌，1998（10）：607]。

以 AFB 誘發大鼠肝癌為模型，應用電鏡酶細胞化學方法觀察白芍總苷對癌周淋巴結淋巴細胞酶活性的影響。結果顯示實驗性肝癌組癌周淋巴結淋巴細胞，Mg2+-ATP 酶，G-6-P 酶及 SDH 活性明顯下降；白芍總苷具有改善並增強癌周淋巴細胞酶活性的作用，這可能是其發揮免疫調節作用機制之一。結果顯示，恢復淋巴細胞酶活性是中醫治療惡性腫瘤機體免疫功能低下的藥理基礎之一，白芍總苷可作為治療免疫功能低下的良方 [白芍總苷對實驗性肝癌淋巴細胞酶活性的影響，遼寧中醫雜誌 1999（6）：285]。人蔘及人蔘總苷等多種中藥可使機體內激素水平提高，激素可引起某些腫瘤發生細胞調節如糖皮質激素水平升高可引起淋巴細胞白血病和惡性淋巴瘤的發生 [戴育成，細胞凋亡在腫瘤發出和治療上的意義，腫瘤 1995（3）：279]。中藥人蔘、刺五加、黨參可刺激機體分泌腎上腺皮質激素，甘草及甘草甜素、甘草次酸成分具有糖皮質激素樣作用，上述中藥由於能使機體內激素水準升高，推測其有誘導細胞調節發生的作用，對治療激素依賴性腫瘤提供了可應用中藥的提示。

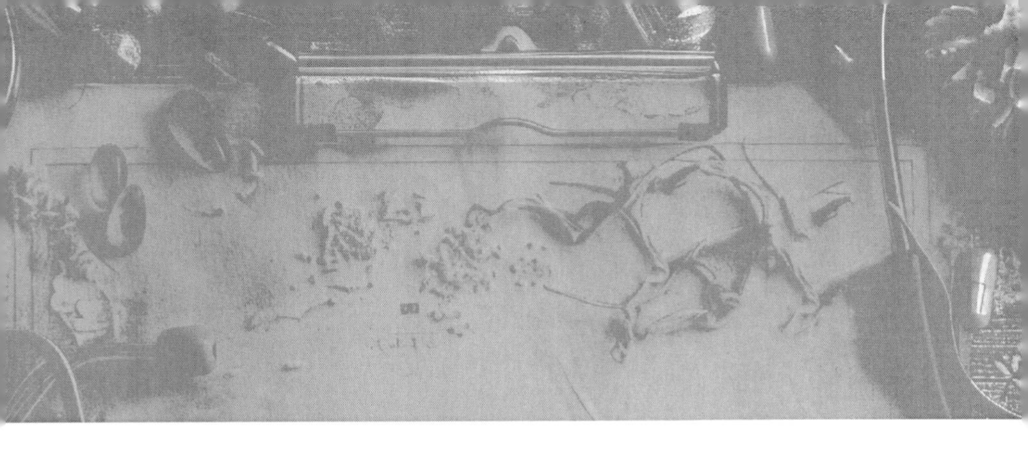

第十章　食道癌

食道癌是發生於食道黏膜的惡性腫瘤，它以進行性吞嚥困難為主要症狀，其發病廣泛，危害性大。食道癌在十大癌症中，占男性的第六位。廣泛進行流行病學調查和中西醫結合治療，已取得了一些成效，在食道癌的放療、術療、化療中均常配合中醫中藥，可普遍提高其療效。

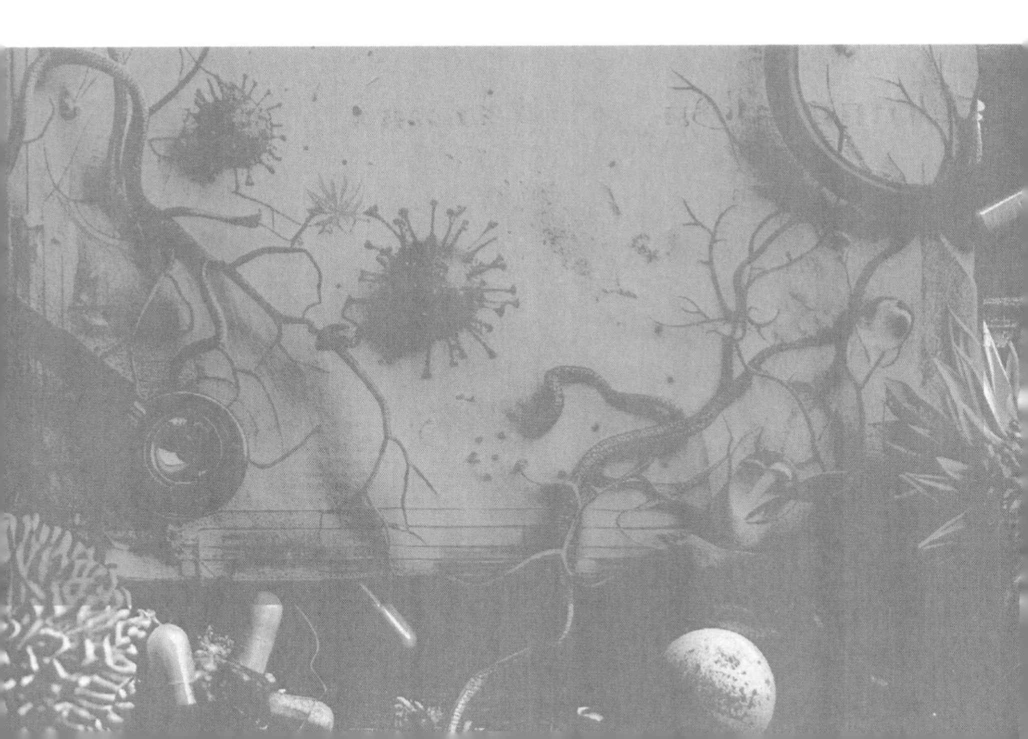

1. 自我保健知識

1.1 中醫中藥配合治療概說

食道癌流行病學的人群分布，具有鮮明地域性特徵，其發生與人們的飲食習慣和水土特點有密切關係，多發病區，多見於進食過快、過熱，嗜食過硬、過粗，或具有強烈刺激性的食品；以及愛吃燻製、醃製等食物，長期大量的吸菸、飲用烈酒者（日本一報告指出機率多達 30 倍），這也表示治療和康復需要改進飲食習慣，採用中藥和食療等自然藥物改善病症是可行的方法之一，配合西醫治療過程產生的副作用能有普遍的減毒增效。尤其是在食道癌放射治療，傷陰津各種炎症；化學治療，傷脾胃消化道反應；手術治療，傷氣血的術後併發症等三方面，中醫中藥的滋陰養津、健脾益胃，補氣行血等，對這三個方面都具有臨床治療效果。通常用的是和平補益的著名中藥及成方，諸如滋陰生津的參麥散、增液湯等方劑及枸杞（圖 23）、玉竹、天冬等藥物；益氣健脾的四君湯、補中益氣湯（圖 9、6）等方劑及黨參（圖 27）、山藥、薏仁等藥物；補血行血的四物湯、活絡效靈等方劑及田七、丹蔘、當歸等藥物，均可以酌情採用，有中醫知識以後逐漸可以由自己及親屬掌握，造成某種自我保健的作用。

1.2　食道癌放療方

儘管食道癌對放射線只有中度敏感者，但在實際臨床中卻以放射線治療食道癌為最多，在食道癌過程中易出現放射性食道炎、放射性脊髓炎、放射性肺炎及肺纖維化、放射性皮炎等。臨床表現為局部皮膚潮紅或皮下點狀出血、搔癢、滲液破潰，胸痛乾咳，吞嚥疼痛、進食梗阻加重，飲食減少，口乾舌燥，小便短赤，大便乾結，試介紹如下兩個處方。

1.2.1　食道放療方

食道癌放療所見到的上述諸種炎症及臨床表現，是由於「火肺」「熱邪」，傷津耗液，傷血耗氣，必須以滋陰生津，「壯水制火」（滋補陰液「水」分，以抑制上亢的炎熱紅腫的「火」）。針對此，而組方為食道放療方。它由養陰、益氣、引經（用引其藥性直達病所）三組藥物組成，如玄參 30 克、麥門冬 15 克、黨參 10 克、旋覆花 10 克等藥物互相適量配合成。

食道癌放療方為配套的處方，其服用方法有四種，其一為煎煮為湯劑，一般是用水淹過藥渣（不必用一律三碗水），煎開後半小時即可，再翻渣二次與放療同時進行，每日一劑如果吞嚥較好，三煎分二次早晚服用；如果吞嚥有梗阻可分若干次，每次少少給予，在放療期間最好每天一劑。其二種是簡便散粉劑，每次一包約 10 克早晚沖服白開水即可，當然將藥粉調到白開水或蜂蜜水中一併飲用亦可。其三種作為蜜膏，將食道放療方五劑一起煎水二次，二次煎藥水合為一起，加火收水，濃縮後再加入300～500克蜂蜜為膏，每次服用一小勺，如3-4次。另一種是燉湯為藥膳，可燉鴨、雞、瘦肉、排骨等每次300～1,000克均可，一般可一週2到3次。主要飲湯，可分多次服用，可做正餐，亦可單飲湯。

1.2.2　食道癌三療方

食道癌放射治療手術治療和化學治療是目前常規的三種西醫治療，簡稱「三療」。「食道癌三療方」，是在食道擴大和加重用藥量而成，它有更廣泛的適應性，不僅對化療的傷陰耗津的造成炎症等發揮作用，而且對手術治療中傷血失血及造成瘀血，對化學治療傷氣損脾造成消化障礙和骨髓抑制均有療效，其服用方法同前，即煎湯、散劑、蜜膏和藥膳均可。

1.2.3　食道手術方

食道癌早期或較早期和病灶較局限者應選擇手術治療，對0期、Ⅰ期和Ⅱ期的患者根治術，也有姑息性的手術，亦有一定的臨床意義，手術治療可直接傷及血分，且易形成瘀血，瘀血中醫指「離經之血」(離並脈道經穴的異常停留的濁血)，對於這種傷血又瘀血的情況，用中藥丹參24克、田七10克(圖10、12)等中藥，它既能活血化瘀，又能養血生血，對此兩味基礎上再參考今天的食道癌臨床觀察和藥理實驗，配伍白朮 10 克（圖 21）等補氣健脾及引經藥物於胃家，它對上消化道有直接的益處，這樣一組藥物組成「食道手術方」。

「食道手術方」其煎法方法同前在手術前可二天一劑，在手術後最好每天一劑，以煎劑為好，取其湯之力，以活血化瘀。「食道手術方」還有助於手術傷口的癒合及輔助手後併發症的治療，另外它亦其他作散劑，藥膳及蜜膏服用方法同食管放療方。

1.2.4　食道化療方

食道癌在手術，放療等治療後不適時，可選擇化藥治療或用化療輔助放療、術療，目前化療藥多為順鉑、卡鉑之類的藥物，其毒副反應以消化道反應和骨髓造血機能障礙為常見，若中藥並用，可有效減輕化療副反應。中藥補氣健脾是全身整體調理，能以促進骨髓機能恢復，改善造血功能，或預防因白血球降低，血小板減少而產生的各種合併症，而且除消化系統的病症。

化學藥物曠日持久，必傷正氣，必損脾胃，故表現出梗阻加重，噁心嘔吐、納差食少，神困腰痛，脫髮白髮等，有針對性地組成「食管化療方」。方中以有益補氣分脾的黨參 30 克、健脾除溼的白朮 10 克、除溼止嘔的茯苓 10 克等藥物，並加入降逆止嘔的的旋覆花 10 克等作引經藥物，奏效更佳，在化療開始就應配合「食管化療方」一直到化療程完成。服藥煎劑，散劑和藥膳的三種方法同食管放療方。

1.3 驗方配合注意

1.3.1 改善飲食習慣

食道癌尤其是高發區居民，應改變不良的飲食習慣，其病往往是他們是「吃」出來的，要不吃亞硝酸鹽過多的食物，如酸菜、泡菜、醃魚、醃肉，燻肉等。不吸菸、少飲烈酒。不吃過於粗糙、堅硬，或太燙的食物。食道癌高發區的居民要重視食道易感性的遺傳，如果子女生活在與父母輩相同的生活環境之中，要適當調整生活行為方式，特別是飲食習慣。年齡在 30 歲以上者，如有嚥下困難、胸骨後疼痛等症狀，應及時就醫，定期檢查。

1.3.2 吞嚥梗阻的調理

食道癌吞嚥困難，常表現為噯氣、噁心、嘔吐、脹痛等，以降胃和中為要，其方法應是多種多樣。從心理調適上來看，應坦然人生，保持良好心境，不生悶氣；從氣功調理而言，宜意守下丹田，調理氣化升降適宜；保健按摩認為，推拿背部俞穴，可以減輕胸背部的癌性疼痛；從經絡調理來看，可揉按合谷、足三里、湧泉等穴位，以扶正固脾，啟膈降逆。若藥物調理可輪換用藿香、竹茹、半夏、茯苓（10～

20 克）等降逆止嘔的藥物單味煎湯專門止嘔，少少常服之。若圖方便可含乾果店所售之桂花薑、甘草薑、九製陳皮等亦有一定的安胃止嘔作用，可試用之。

1.3.3　　三療食物營養

食道癌患者在接受放射治療時若出現陰液灼傷，熱毒亢盛徵象，可及時給予甘寒之飲食作輔助性治療。常用食品有西瓜、生梨、荸薺、鮮藕、綠豆湯和金銀花露。手術治療，傷血失血及易於瘀血，可服行血生血之品，如丹蔘、當歸、田七、雞血藤等藥物。化療病人，當骨髓受到抑制，白血球和血小板計數下降時，可食甘溫補脾養血之品，如扁豆、山藥、紅棗、阿膠、鹿角膠、冬夏草等。

2. 科學研究背景

2.1 中西結合的食道癌廣泛研究

中西醫結合治療食道癌普遍提高了療效，據統計，食道癌病例的 6,565 例，《中醫治癌大成》(北京科技出版社 1995：597-605) 收錄病案 84 例。《癌症祕方驗方偏方大全》(中國中醫藥科技出版社 1992：103-163) 收食道癌方 150 首，《腫瘤單驗方》(中國醫藥出版社 1998：265-329) 收食道癌單驗方 122 方，《腫瘤病良方 1500 首》(中國中醫藥出版社 1999：188-132) 收入 112 個方，從這些醫案和方劑的研究規模，可見食道癌中西結合的研究廣度。

對近 10 年營養干預和中草藥阻斷治療降低食道癌高發區癌變率的 13 篇研究文獻進行統計合併，其中食管上皮細胞重度增生 (重增) 治療組累積病例為 4,574 例，對照組 3,946 例，食管上皮細胞輕度增生 (輕增) 治療組累積病例為 26,344 例，對照組 2,534 例。以對照組與治療組的癌變率差值 (AV) d 作為效應值。結果重增人群營養干預後 (AV) d=0.0063，95％ CI (-0.2459-0.2585)，較增人群 (AV) d=0.0053，95％ (-0.0018-0.0124)；而重增人群中草藥阻斷治療後 (AV) d=0.0613，95% CI（0.0456-0.0769)。數據的齊性檢驗均無顯著性差異（P>0.05)。該文 Meta 分析表明營養干預手段對降低食道癌高危人群和普遍人群的保護作用尚不肯定，而中草藥對降低高危人群癌變率療效值得重視 [中國營養干預和中草藥阻斷食道癌變的 Meta 分析，腫瘤防治研究 1998（6)：466]。

食道癌的綜合治療研究方面，值得重視的還有針灸和化療、放療相結合的研究。以針灸合併放、化療，治療 76 例惡性腫瘤（包括食道癌）患者，經與單純放、化療組對比觀察，綜合治療組在體重、症狀，放、化療副反應發生率，周圍血象及免疫功能方面的變化均優於單純放、化療組。此外，癌症的中醫心理學治療、氣功治療、微量元素控制癌前病變的治療等，作為一種輔助手段，在食道癌的綜合治療研究中也受到了日益廣泛的關注，例如曾有專家指出：透過練氣功（真氣執行法、太湖樁）結合飲長命粥（含馬齒莧、番茄、棗、花生)，在半年內使一例下段食道癌患者的梗阻症狀消失，飲食如常，[李志如，氣功醫療經驗錄，人民衛生出版社 1986：129]。中西醫結合治療晚期食管、賁門癌的臨床觀察，證明中西醫結合在食管、賁門癌的治療中具有緩解症狀、減輕痛苦、延長壽命、增強機體免疫功能，提高生活品質等作用，表明中藥與西藥配合應用，能標本兼固、相得益彰，提高臨床療效，在惡性腫瘤的治療上具有一定的潛力 [陝西中醫學院學報 1995（3)：9]。

2.2 中醫食道癌放療的療效

食道癌放療配合中醫中藥治療有助於提高臨床療效，改善患者的生活品質，如「順食湯防治食管放療引起放射性食管炎的臨床研究」[實用中西醫結合腫瘤雜誌 1997 (4)：205]，對 180 例確診的食道癌病人，採用前瞻性隨機抽籤分組法，分順食湯組、常規治療組。結果放射性食管炎發生率分別 25.6%與 47.8% (P<0.05)；放射性食管炎治癒率為 78.5%與 30.2% (P<0.001)；治療食道癌的 CR、CR+PR、1 年後存活率分別為 83.3%、94.3%、85.6%與 61.0%、77.7%、55.6%；(P<0.05)。上述各項兩組比較均顯著差異，可見中藥能顯著改善食道癌病人放療後的生活品質。

「複方天仙膠囊(黃耆、天花粉、威靈仙、莪朮、白花蛇舌草等)加放射治療食道癌 21 例」[浙江中醫雜誌，2000 (2)：224]，DT65-70AGY 時，完全緩解 11 例，部分緩解 9 例，還有 1 例照射量 40GY 時療效評判為好轉而自動放棄治療。總緩解率達 95.2%。應注意的是複方天仙膠囊更偏於祛邪為主的抗癌藥物，放射治療中的病人常呈氣陰兩虛徵象，若能加用參麥注射液或其他養氣益陰方藥，步步應以顧氣陰為主，則可減輕放射治療反應，改善氣陰兩虛體質，提高病人的生活品質，更有利於治療的順利進行。「中藥合劑 RP- II (黃耆、白芍、丹蔘、白朮、黃芩、防風、元胡、甘草等) 減少食道癌後裝（近距離）放療吞嚥疼痛副作用的前瞻性研究」[中國中西醫結合雜誌 1999（10）：619]，對 86 例分組觀察，中藥實驗組出現食道癌吞嚥疼痛的發生率為 23.3%（10/43），非中藥對照組出遭到食管吞嚥疼痛的發生率為 83.7%（36/43），經檢驗 X2=31.60.P<0.01，有統計學意義。

2.3　食道癌手術及術後併發證的中醫療效

食道癌手術配合中醫中藥治療的主要研究在另個方面。一是提高療效，尤其是術後存活率，二是對食管術後併發症的輔助治療，如吻合口瘻、嚴重腹瀉、久咳、反應性食管炎，黏連性腸梗阻等。從痰、瘀、虛論治食管賁門癌術後 40 例，其中 13 例存活期 5 年以上，占 32.5%，明顯好於單純手術治療者 [從痰瘀虛論治食管賁門癌術後 40 例療效觀察，新中醫 1996（6）：31]。用以改善食管、賁門癌患者術後甲襞微循環和血液流變性為指標觀察，丹蔘組 18 例，術中及術後 5 日內均每次用丹蔘注射液 24g 靜滴，第 6 日改用丹蔘片，4 片 / 日 3 次口服，結果表明，丹蔘組術後甲襞微循環的視野清晰度、管袢口徑、滲出及出血表現均比對照組明顯改善，其中以無出血表現為最顯著（P<0.05）。說明丹蔘確有改善術後微循環障礙和減輕或阻止術後血黏度上升作用，使用丹蔘並不增加手術出血，也未見到有促進腫瘤轉移的後果，認為手術並用丹蔘治療是有益與安全的。

中醫藥治療食道癌術後併發症，是綜合治療的另一重點，這方面的研究從 1980 年代後進展較快。「白及糊劑治癒食管胃吻合口瘻 2 例」[中西醫結合雜誌 1988（2）：30] 均獲痊癒的經驗；「食道癌術後頸部吻合口瘻的中醫外治療法」[江蘇中醫 1999：10]，根據不同病情，予以提毒法祛腐、解毒填塞、收斂填塞、生肌填塞等外治法使病人恢復，經過所治 5 例吻合口瘻，均在 3 周左右癒合。

食道癌切除術後腸功能紊亂而出現嚴重腹瀉者一般占 9% -54%，口服丙谷胺等藥，療效並不理想。河以自擬方治療此種腹瀉 30 例，療效甚佳，用藥 2 天見效者 10 人，3 天見效者 15 人，5 天以上見效者 5 人。處方為防風、白芍、炒白朮、陳皮、炙甘草、葛根、炒車前子。反流性食管炎，多因於熱者，治宜洩肝和苦辛通降，可選用化肝煎、左金丸之類；因於寒者治宜疏肝和胃，運脾燥溼，可選用四逆散、胃苓湯、吳茱萸湯一類合方；功能性胸胃排空障礙，多屬於「飲停於胃」之嘔吐範疇，可選用小半夏湯或承氣類方；黏連性腸梗阻，屬「關格」範疇，可酌選用通腑法 [金樹文等，食道治療食道完全梗阻 200 例療效觀察，新中醫 1990（8）：34]。

2.4 食道癌化療中醫配合療效

中醫藥配合食道癌化療能治噁心嘔吐病症，能減輕放化療造成的骨髓抑制，降低轉移率，改善生活品質，延長長期存活率，並能提高化療的敏感性及完成化療比率。如對 62 例食道癌患者隨機分成兩組，31 例行放療和介入化療 (A 組) 與 31 例放療、介入化療和益氣活血方 (B 組)，結果 A、B 兩組短期效率為 48.4%、64.5% (P>0.05)，B 組骨髓功能明顯高於 A 組 (P<0.01)。1 年轉移率 A 組高於 B 組 (P<0.05)，長期存活率 B 組明顯高於 A 組 (P<0.05) [益氣活血方在晚期食道癌綜合治療中的作用，中國中西醫結合雜誌 1999 (10)：589]。同樣李「天寶消巖靈對惡性腫瘤的臨床應用研究」[中國藥學雜誌 1999：307]，30 例與化療組 35 例比較，總緩解率 70.0%與 28.4%，噁心嘔吐率 20.0%與 63.0%，白血球下降 4×109 · L-1 與 2.5×109 · L-1。IgG、IgA、IgM 分別為 8.1-19.4 與 5.1-13.3g · L-1；0.954-5.35 與 0.35-2.1g · L-1；0.52-2.93GNG0.36-1.81g · L-1，上述諸項均有顯著性差異 (P<0.05)。

食道癌病變長度大於 8cm 不宜手術治療者 30 例，隨機分薏仁提取物聯合化療與化療對照組，治療後兩組各 15 例，兩組 1 級 X 光片分別為 40% (6/15) 與 20% (3/15) (P<0.05)；生存時間 1 年為 66.7 % 與 40.0 %；3 年 33.3 % 與 0.0 % (P<0.05)。由順鉑引起的嘔吐率為 86.7% (13/15) 與 100.0% (15/15)；骨髓抑制作用為治療後白血球最低值在 4×109/L 以下者為 20.0% (3/15) 與 6.7% (1/15) [劉航等「，薏仁提取物液聯合化療超長食道癌，腫瘤，2000 (1)：78]。「薏

仁乳劑合併化療治療消化系統惡性腫瘤 [腫瘤，2000（3）：233]。64 例其中食道癌 24 例消化系統惡性腫瘤，在化療期間給予薏仁乳劑與單純化療為對照組，外同血 T 淋巴細胞核仁形成嗜銀蛋白（Ag-NOR）含量治療前後分別為 3.31%、4.25%與 3.40%、3.48%有顯著性差異，說明薏仁乳劑合化療對提高 Ag-NOR 比單純化療為好，且不良副作用不明顯。

2.5 中西醫結合治療食道癌參考

2.5.1 紫舌紅舌與食道癌關係密切

中醫舌診對癌症有獨到的認識，「黯青紫斑塊舌和厚膩苔與食管（賁門）癌關係的分析」[河南中醫 1986（5）：41] 中，被檢 47,483 人中有黯青紫斑塊舌和厚膩苔者作為舌診組；將有食管自覺症狀、有家族史者，胸背部有白斑、尿玫瑰紅試驗雙陽性者作為對照組。檢出陽性人數 13,946 例，拉網 7,090 例，結果分別占癌變總數的 76%、24%，表明舌診組粗篩食管，賁門癌有一定診斷價值。100 例病理檢查確診為上消化道癌症患者資料與 61 例非癌症患者資料對照，結果發現在舌質紫暗、苔厚（汙穢）、花剝苔、舌下脈絡紫暗（怒張）方面，觀察組分別 46.0%與 18.0%、52.0%與 21.3%、15.0%與 1.8%、85%與 24.5%均有差異有顯著性（$P<0.01$）。因此，舌質紫暗、苔厚、花剝苔、舌下脈絡紫暗可作為上消化道癌

的觀察指標。[中醫舌診對上消化道癌早期診斷的意義，中醫雜誌，1999（1）：9]。

「食管賁門癌術後吻合口瘻病人中醫舌象分析」[北京中醫學院學報 1986（2）：22] 觀察組 13 例，術前中醫辨證分型為肝鬱氣滯者 3 例，熱毒傷陰者 6 例，氣滯血瘀者 1 例，氣血雙虧者 3 例。另設對照組 13 例。記錄兩組手術前、後半個月的舌象、脈象、症狀等以及觀察組病人成瘻以後、治療過程中及好轉或惡化舌象，拍下典型舌象彩色照片留作參考。結果顯示：手術後成瘻者，術前舌象以紅舌為多；因為瘻死亡者舌苔轉為燥裂者多；氣血雙虧的患者成瘻後預後差。

2.5.2　抗食道癌的中藥藥理研究

中藥及其複方抗食道癌的研究，近四十年來也作了大量的工作，《抗癌植物藥及其驗方》(江西科技出版社，1998：823)的常見腫瘤選用驗方索引，有關食道癌達 203 味中藥 (不包括動物藥物)。其中有不少的中藥及其有效成分的抗食道癌的藥理研究，如「食道癌癌前病變及其阻斷的研究」中，中藥葛根中提取總黃酮成分，發現其對小鼠前食道癌抑制率達 77.77%；葛根總黃酮可明顯提高對癌細胞殺傷作用的 NK 細胞、SOD 及 P450 酶的活性作用。對普查中確定為慢性食管炎伴有基底細胞增生 (屬癌前病變) 的 350 例病人，採用葛根總黃酮進行治療，連用 2 年。經複查病理確診，證明葛根總黃酮對基底細胞增生的病人具有明顯的阻斷其癌變作用 [中藥葛根抗癌作用明顯，山東中醫藥大學學報 1998（6）：474]。

再如「紫杉醇誘導食道癌細胞的細胞週期阻斷與細胞凋亡」[中國藥學通報 1998（5）：402] 研究結果，紫杉醇可將食道癌細胞阻斷於 g0/g1 期及 g2/M 期，並誘導其凋亡，凋亡細胞具有典型的凋亡形態特徵，流式細胞儀檢測有凋亡峰出現，瓊脂糖凝膠電泳顯示 3nmol·L-1 紫杉醇作用 72h 便可見明顯的 DNA 梯帶。100nmol·L-1T 和 1000nmol·L-1 濃度的紫杉醇作用於細胞，在形態變化與細胞週期變化上有很大差別。紫杉醇作用短時間 (<2hr) 去除後再培養比持續性作用更早促使細胞凋亡，所以紫杉醇不僅可以阻斷食道癌細胞的分裂，而且對於間期細胞也有很大作用，細胞週期阻斷並不直接誘導細胞凋亡，甚至可能抑制細胞凋亡的過程，促進食道癌細胞凋亡中，紫杉醇作用可能有多條之途徑。

2.5.3　中醫虛證與食道癌生物學行為研究

曾有研究針對中醫虛證及其與食道癌淋巴結轉移、浸潤深度和 TNM 分期等生物學行為之間的關係進行探究，並研究食道癌診斷和預後評價中的意義。根據中醫辨證標準，在手術前將 101 例患者分為食道癌伴有虛證和不伴有虛證兩組，收集記錄患者的輔助檢查、術中所見、術後病理檢查結果等。結果是 101 例患者中有 38 例 (37.6%) 患者有不同程度的中醫虛證表現，其中氣虛 14 例，陰虛 10 例，氣陰兩虛 10 例，氣血兩虛 2 例，陽虛 1 例，陰陽兩虛 1 例。所分的兩組食道癌患者比不伴有虛證組患者的癌細胞浸潤深度，淋巴結轉移重，TNM 分期晚，差異具有統計學意義 ($P<0.05$) 可以認為中醫虛證與食道癌的生物學行為有密切的關係，食道癌確診後伴有虛證患者的預後比不伴有虛證患者差 [中醫虛證與食道癌生物學行為關係的研究，中國中西醫結合雜誌 1999（2）：84]。

最後他們強調許多研究證明扶正中藥具有提高腫瘤患者免疫功能的作用，因此在食道癌的發生、發展和綜合治療過程中，根據中醫辨證發現的虛證，及其進行中西醫結合綜合治療，這對於延緩和（或）阻斷食道癌的發生和發展、提高食道癌的治療效果等都具有實際意義（孫燕、餘桂清主編，中西醫結合防治腫瘤，北京醫科大學中國協和醫科大學聯合出版社 1995：76)。

電子書購買

爽讀 APP

國家圖書館出版品預行編目資料

中西醫抗癌全攻略，從根本治療到緩解症狀：正病交爭、藏象學說、補益氣血、方劑調理……中醫藥結合西醫手術化療，十大癌症的「治本」新療法！ / 許錦文教授，王米渠教授 合著 . -- 第一版 . -- 臺北市：崧燁文化事業有限公司 , 2024.08
面；　公分
POD 版
ISBN 978-626-394-582-1(平裝)
1.CST: 癌症 2.CST: 中醫治療學 3.CST: 中西醫整合 4.CST: 保健常識
413.2　　113010777

中西醫抗癌全攻略，從根本治療到緩解症狀：正病交爭、藏象學說、補益氣血、方劑調理……中醫藥結合西醫手術化療，十大癌症的「治本」新療法！

臉書

作　　者：許錦文教授，王米渠教授
發 行 人：黃振庭
出 版 者：崧燁文化事業有限公司
發 行 者：崧燁文化事業有限公司
E-mail：sonbookservice@gmail.com
粉 絲 頁：https://www.facebook.com/sonbookss/
網　　址：https://sonbook.net/
地　　址：台北市中正區重慶南路一段 61 號 8 樓
8F., No.61, Sec. 1, Chongqing S. Rd., Zhongzheng Dist., Taipei City 100, Taiwan
電　　話：(02) 2370-3310　　　傳　　真：(02) 2388-1990
印　　刷：京峯數位服務有限公司
律師顧問：廣華律師事務所 張珮琦律師

定　　價：299 元
發行日期：2024 年 08 月第一版
◎本書以 POD 印製
Design Assets from Freepik.com